高级卫生专业技术资格考试用书
超声医学模拟试卷（一）

主　编　侯秀昆

编　者　(按姓氏笔画排序)

于　涛　王红微　孙石春

李　东　张　彤　张家翾

张黎黎　侯秀昆

中国协和医科大学出版社

北　京

模拟试卷（一）

一、单选题（以下每道考题有5个备选答案，请选择1个最佳答案）

1. 最常用的超声诊断频率是（　）。
   A. >80MHz
   B. 40~80MHz
   C. 20~40MHz
   D. 2~10MHz
   E. <1.5MHz

2. 频谱多普勒技术无法检测的是（　）。
   A. 动脉血流
   B. 静脉血流
   C. 层流
   D. 血流宽度
   E. 湍流

3. 彩色多普勒检查外周静脉是为了（　）。
   A. 测静脉压
   B. 测静脉血流量
   C. 测静脉壁厚度
   D. 测静脉是否有炎症
   E. 测是否有血栓形成

4. 介入性超声可分（　）。
   A. 2类：介入性诊断和介入性治疗
   B. 3类：经皮穿刺、体腔内超声和手术中超声
   C. 3类：手术中超声、抽吸引流和注药导入能量
   D. 4类：穿刺活检、造影、抽吸引流、注药导入能量
   E. 5类：穿刺活检、体腔内超声、造影、抽吸引流、注药导入能量

5. 快速充盈期的充盈血量占舒张期总充盈血量的（　）。
   A. 20%~30%
   B. 30%~40%
   C. 40%~50%
   D. 50%~60%
   E. 60%~70%

6. CDFI、PW技术可用于检测：①动脉和静脉的血流频谱；②血流速度和走行方向的变化；③动、静脉系统的许多疾病（　）。
   A. ①②③
   B. ①③
   C. ③
   D. ①②
   E. ②

7. 二尖瓣狭窄时，以下超声检查不正确的是（　）。
   A. 肺静脉血流速度增快
   B. 瓣口血流速度明显增快
   C. 狭窄早期瓣口血流A峰增高
   D. 合并心房颤动时A峰消失
   E. 左室内可出现湍流信号

8. 扩张型心肌病M型超声心动图检查时，二尖瓣前、后叶开放幅度小且时间短，改变呈（　）。
   A. 拱桥状
   B. 钻石样
   C. 城墙样
   D. 圆顶形
   E. 鱼口样

9. 心包积液时，下列各项的超声表现错误的是（　）。
A. 当液性暗区超过 25mm 时，积液量大于 1000ml
B. 少量积液即可清楚显示
C. 少量积液多见于右室前壁之前
D. 大量积液时下腔静脉增宽
E. 坐位探查时心尖部液性暗区加宽

10. 胸壁胸膜超声检查时，最重要的扫查途径是（　）。
A. 经剑突下
B. 经锁骨上
C. 经肋缘下
D. 经肋间
E. 经肝脾

11. 关于超声检查测量肝外胆管，说法正确的是（　）。
A. 从外壁测量直径（包括管壁的厚度）
B. 测量管腔的内径（除去管壁的厚度）
C. 从一侧的外壁测量至另一侧的内膜（包括一侧的管壁厚度）
D. 从一侧的内膜测量至另一侧的外壁（包括一侧的管壁厚度）
E. 从一侧的外壁测量至另一侧的外壁（包括一侧的管壁厚度）

12. 超声显示正常胃壁从内至外的层次结构依次是（　）。
A. 黏膜层、固有肌层、浆膜层
B. 黏膜层、黏膜下层、肌层、浆膜层
C. 浆膜层、黏膜肌层、黏膜层
D. 黏膜层、黏膜肌层、黏膜下层、肌层
E. 浆膜层、肌层、黏膜下层

13. 下列关于肾上腺扫查方法，叙述错误的是（　）。
A. 在右肾上极的内上方扫查右肾上腺
B. 在脾、肾、腹主动脉之间扫查左肾上腺
C. 在右肾上腺的外上方扫查右肾上腺
D. 在右肾上腺与下腔静脉之间扫查右肾上腺
E. 以上选项均不正确

14. 超声评价子宫–胎盘循环最常检测的血管是（　）。
A. 胎儿主动脉
B. 胎儿肾动脉
C. 母体子宫动脉
D. 脐动脉
E. 脐静脉

15. 以下关于正常子宫的声像图，叙述错误的是（　）。
A. 横断面子宫体呈椭圆形
B. 子宫体呈均匀的中等强度回声
C. 宫腔呈线状强回声
D. 宫颈回声较宫体稍强，且致密
E. 纵断面后倾后屈，子宫呈倒置梨形

16. 子宫外形正常，宫底较宽，宫体中央可见条样衰减回声，将子宫分成对称或不对称两部分，各有宫角回声。以上是哪一类子宫畸形的声像图特点（　）。
A. 单角子宫
B. 残角子宫
C. 纵隔子宫
D. 双子宫
E. 正常子宫

17. 关于卵巢浆液性囊腺瘤的临床和声像图表现，下列叙述错误的是（　）。
A. 肿瘤轮廓清晰
B. 囊肿后壁及后方回声增强
C. 双侧卵巢浆液性囊腺瘤占 80%

D. 囊壁纤薄

E. 肿瘤直径为5~10cm

18. 胎囊多久不再增大，应怀疑胚胎停止生长（　）。

A. <1周

B. 1~2周

C. 2~3周

D. 3~4周

E. >4周

19. 早孕超声检查的内容不包括（　）。

A. 妊娠囊

B. 胎儿心脏结构

C. 胚芽

D. 卵黄囊

E. 胎心搏动

20. 下列叙述中，属于先兆流产声像图特征的是（　）。

A. 子宫增大但小于孕周，宫腔回声杂乱，胎囊及胎儿无法分辨

B. 妊娠囊位置下移至宫颈内口，形态不规则，边缘模糊，胎囊周围液性暗区增大，无胎心

C. 妊娠囊位置正常或稍低，形态正常或欠规则，胎囊周围见新月形液性暗区，有胚芽胎心

D. 妊娠囊形态不规整或塌陷，囊内未见胎心搏动

E. 妊娠囊位置下移至宫颈内口，形态不规则，边缘模糊，有胚芽，无胎心

21. 关于前置胎盘超声检查的叙述错误的是（　）。

A. 可采用经腹检查法

B. 检查时首先要明确胎盘下缘的位置

C. 确定胎盘下缘与宫颈内口的关系

D. 检查时膀胱充盈得越好，对前置胎盘的诊断越准确

E. 可采用经会阴检查法

22. 超声检测甲状腺的解剖标志是（　）。

A. 气管在甲状腺内侧，颈长肌在后方，颈动脉和颈内静脉在外侧，带状肌在内侧

B. 气管在甲状腺内侧，颈长肌在外侧，颈动脉和带状肌在甲状腺后方

C. 气管在甲状腺内侧，颈长肌在后方、颈动脉及颈内静脉在甲状腺外侧，带状肌在甲状腺前外侧

D. 气管和带状肌在内侧，颈长肌在后，颈动脉在下方

E. 以上都不是

23. 乳腺位于胸前第（　）肋软骨之间，外起自哪一体表标志线（　）。

A. 1~5，腋中线

B. 2~6，腋前线

C. 3~7，腋前线

D. 3~7，腋中线

E. 5~9，腋前线

24. 腮腺的解剖部位是（　）。

A. 咀嚼肌前部的皮下，下颌后窝

B. 下颌前窝，外耳道下方

C. 上抵颧弓，下达下颌肌后部，相当耳屏水平

D. 前缘位于咀嚼肌后部，后壁位于乳突部

E. 前缘位于咀嚼肌中部，后界位于胸锁乳突肌后缘

25. 视神经全长（　），分（　）段，超声检测可显示（　）。

A. <33.0mm，3，各段均能显示

B. 33.0~55.0mm，4，球壁、眶内段

C. 33.0~55.0mm，4，球壁、眶内、管内段

D. >55.0mm，4，球壁、眶内、颅内段

E. 33.0~55.0mm，2，眶内、管内段

26. 俯卧位扫查腹主动脉周围腹膜后淋巴结有一定难度是因为（　）。

A. 髂腰肌产生干扰图像

B. 俯卧位时淋巴结肿大

C. 俯卧时淋巴结降入腹腔

D. 脊柱产生声影伪像

E. 淋巴结一般为集合线群

27. 用7.5~10MHz高频探头探测正常附睾，超声显示叙述正确的是（　）。

A. 睾丸体尾不显示

B. 附睾头不显示

C. 睾丸显示，附睾不显示

D. 附睾头、体及尾均显示

E. 输精管显示

28. 颈总动脉分叉处可有以下彩色多普勒血流显像的正常变异（　）。

A. 彩色血流呈明显的五彩镶嵌

B. 分叉处靠近膨大部有一些颜色不一的翻转彩色血流

C. 彩色血流明显变细或时有时无

D. 血流的彩色信号完全翻转

E. 血流完全中断

29. 四肢血管正常的多普勒频谱是（　）。

A. 单相波

B. 双相波、单相波

C. 单相波、三相波

D. 三相波

E. 双相波、三相波

30. 扫查腹主动脉最为恒定的分支是（　）。

A. 右肾动脉

B. 腹腔动脉

C. 左肾动脉

D. 右髂动脉

E. 肠系膜上动脉

31. 患者，女性，29岁。停经2个月有余，偶见恶心，呕吐。经腹盆腔超声检查：子宫纵断时腔内发现一个妊娠囊，横断时发现双孕囊，出现这种情况的原因在于（　）。

A. 镜面伪像

B. 侧边折射声影伪像

C. 声速失真伪像

D. 棱镜伪像

E. 主声束以外旁瓣伪像

32. 患者，男性，30岁。以脉冲多普勒检测血流速度，以下提高脉冲多普勒检测血流速度的方法不正确的是（　）。

A. 选择超声频率较低的探头

B. 增加脉冲重复频率

C. 提高增益

D. 减小取样深度

E. 移动零位线

33. 患者，男性，45岁。入院后心尖区听诊可闻及第一心音亢进及舒张期附加音，超声显示左房内可探及一椭圆形略高回声团，舒张期摆向二尖瓣口，收缩期回到左心房，并于二尖瓣口可录及到舒张期的射流频谱，流速2.1m/s，可能的诊断为（　）。

A. 二尖瓣狭窄

B. 二尖瓣关闭不全

C. 左心房血栓

D. 左心房黏液瘤
E. 二尖瓣脱垂

34. 患者，男性，70 岁。有吸烟史 40 余年，呛咳、痰中带血 1 月余。超声表现：肺组织局部呈楔形低回声，尖端可见结节样更低回声，边界清晰，根据临床症状及超声表现，最可能的诊断是（　）。
A. 肺结核
B. 支气管肺癌
C. 肺错构瘤
D. 肺转移瘤
E. 胸膜间皮瘤

35. 患者，男性，23 岁。车祸后 1 小时，左腰部持续性疼痛，肉眼血尿。超声表现：右肾未见明显异常，左肾下极实质回声不均匀，可见不规则低回声区，肾周围有无回声区包绕，膀胱充盈良好，内见不规则团块状高回声浮动，根据临床症状及超声表现，最可能的诊断是（　）。
A. 左肾实质裂伤并肾周血肿形成
B. 左肾肿瘤侵及脂肪囊
C. 肾盂肿瘤继发膀胱肿瘤
D. 左肾结核继发肾周脓肿形成
E. 左肾尿外渗

二、多选题（以下每道考题有 5 个备选答案，每题至少有 2 个正确答案）

1. 以下关于超声波，叙述正确的是（　）。
A. 在人体软组织、体液和气体中的传播方式为纵波
B. 超声波可不通过弹性介质进行传播
C. 超声波不完全具有声波的共同物理性质
D. 具有反射、折射、衍射等特性
E. 在不同介质中传播的速度和衰减程度不同

2. 下列有关实时灰阶超声诊断仪的调节，叙述错误的是（　）。
A. 一旦仪器固定，探头的频率也是固定不变的
B. 总增益过高可能妨碍对小病变的辨认
C. 深度增益补偿在不同的探头、不同的频率、不同的脏器均需要区别对待
D. 前处理不可理解为脏器最佳条件预置
E. 聚焦调节可选择两点和多点聚焦

3. 引起回声增强的常见原因有（　）。
A. 均质性液体中混有许多气泡
B. 静脉内血栓形成
C. 软骨纤维化
D. 肝脓肿液化
E. 脾挫裂伤血肿形成

4. 超声多普勒技术可测（　）。
A. 血流速度
B. 肿瘤性质
C. 血流状态
D. 肿瘤大小
E. 血流方向

5. 采用脉冲波多普勒检测外周血管血流的注意事项为（　）。
A. 采用低通滤波
B. 取样容积应当尽可能小
C. 尽可能低地减小速度标尺
D. 超声声束入射角度应 $<20°$
E. 调高灰阶图像亮度，以清楚显示血管边界

6. 超声心动图分辨真、假腔的方法为（　）。
A. 收缩期内径扩张的为假腔
B. 收缩期内径扩张的为真腔
C. 有自发性云雾状低回声或血栓回声的

为假腔
D. 血流速度快、颜色鲜艳为真腔
E. 连续中断处，舒张期有血液流入的腔为假腔

7. 弥漫性胸膜间皮瘤的超声表现包括（ ）。
A. 胸膜呈广泛弥漫性增厚，呈多发结节状或不规则低回声或不均匀中等回声
B. 病变表面不规整，基底较宽
C. 多数不合并胸腔积液
D. 部分增厚的胸膜可合并钙化灶
E. 病变进展，可出现肋骨破坏

8. 目前公认的测量胰腺厚度的方法是（ ）。
A. 下腔静脉前方测量胰头，肠系膜上静脉和脾静脉汇合处前方测量胰颈
B. 腹主动脉前方测量胰体
C. 脊柱或腹主动脉左缘左肾前方测量胰尾
D. 测量胰尾以脊柱左侧缘旁为准
E. 以上各项均是

9. 超声检测前列腺的意义为（ ）。
A. 前列腺声像图不能确定小肿瘤
B. 经直肠探测，对可疑病变区活检
C. 只有活检能区别良恶性
D. 精准测量前列腺大小
E. 以上均不正确

10. 下列关于经腹壁胃肠超声检查，叙述错误的是（ ）。
A. 应安排在钡剂造影检查之后
B. 应安排在胃镜检查之后
C. 检查前 3 天晚餐宜进流食
D. 检查前禁食 4 小时
E. 观察胃壁时可饮水作为声窗

11. 腹膜液性无回声肿块见于（ ）。
A. 囊性淋巴管瘤
B. 包虫囊肿
C. 血肿吸收期
D. 腹膜后脓肿
E. 横纹肌肉瘤

12. 下列关于子宫动脉，叙述正确的是（ ）。
A. 在宫体与宫颈交界水平两侧可显示子宫动脉血流
B. 频谱呈尖峰状，双相，上升速度快，下降速度稍慢
C. 子宫动脉起自髂外动脉
D. 双侧子宫动脉血流频谱形态及流速较对称
E. 子宫动脉的阻力指数随月经周期呈规律性变化

13. 超声检查盆腔之前，适度充盈膀胱的目的在于（ ）。
A. 作为透声窗
B. 推开肠管
C. 作为辨认脏器的标志和解剖的参照结果
D. 向后推移盆腔正常器官
E. 有助于提高子宫位置，以便充分暴露脏器

14. 下列关于卵巢癌 USG 声像图表现，叙述正确的是（ ）。
A. 盆腹腔内较大肿块，可为双侧性
B. 肿块形态规则，边界清晰
C. 肿块回声杂乱
D. 分隔形成的带状回声厚薄非常均匀
E. 可发现肿瘤的腹膜种植及肝转移等异常

15. 下列关于卵黄囊，叙述不正确的是（ ）。
A. 早孕时卵黄囊大小与胚胎预后相关
B. 在中孕时最大
C. 可作为早孕诊断重要线索
D. 增大与胚胎预后无关

E. 经阴道超声检查，胎囊直径 >1cm，应显示卵黄囊

16. 妊娠超声检查的目的是（　）。
A. 诊断妊娠
B. 诊断卵巢肿瘤
C. 预测胎龄
D. 诊断多胎妊娠
E. 诊断子宫畸形

17. 超声诊断异位妊娠破裂型的主要依据有（　）。
A. 子宫略增大
B. 附件区囊、实性包块
C. 子宫肌层可见肌瘤
D. 子宫直肠陷窝积液
E. 子宫内膜呈细线状

18. 无脑畸形的声像图表现有（　）。
A. 脑室系统扩张
B. 胎颅圆形光环缺如
C. 羊水减少
D. 羊水过多
E. 颅内脑组织回声缺如

19. 下列关于单纯性甲状腺肿的声像图特征，叙述正确的是（　）。
A. 甲状腺均匀性显著肿大，压迫气管和颈部血管
B. 早期光点减弱，有的可见散在性边界清楚的大结节
C. 后期可形成多个薄壁的液性暗区
D. 腺体中常发生液化、血块机化及钙化
E. 血流可见“火海征”

20. 腮腺的腺淋巴瘤超声特征是（　）。
A. 形态规则
B. 界限清晰
C. 内部呈均质低回声区
D. 无被膜轮廓线
E. CDFI 为中等血流强度

三、案例分析题（每个案例至少有 3 个提问，每个提问有多个备选答案，其中正确答案有 1 个或多个）

（1~4 题共用题干）

患者，女性，49 岁。在进行彩色多普勒检查时，如彩色血流显示不佳，有许多辅助调节。

1. 最重要的调节是（　）。
A. 调节监视器的亮度
B. 调节监视器的对比度
C. 调节图像的动态范围和多普勒的增益
D. 调解灰阶图像的前后处理
E. 调解监视器的角度

2. 调节彩色血流成像的设置操作错误的是（　）。
A. 调节彩色增益
B. 调节彩色滤波器
C. 调节彩色速度标尺
D. 调节彩色取样框大小
E. 调节脉冲多普勒的取样容积

3. 影响彩色灵敏度的因素有（　）。
A. 彩色增益
B. 输出功率
C. 脉冲重复频率
D. 饱和度
E. 聚焦

4. 彩色多普勒能量图的技术特点不包括（　）。
A. 血流成像不受超声入射角的影响

B. 彩色信号表示血流方向
C. 高速血流成像时不出现彩色信号混叠
D. 彩色信号的明亮与暗淡不标志流速的快慢
E. 显示高流速、高流量的血流

（5~8 题共用题干）

患者，女性，51 岁。右乳腺癌术后 3 年，口服三苯氧胺治疗中。无肝炎史，血糖正常。

5. 在复查超声时不属于重点检查的是（ ）。
A. 肝脏
B. 双侧腋下
C. 双侧锁骨上窝
D. 胰腺
E. 子宫及双附件

6. 超声所见：肝回声呈密集细小点状，增强，无明显衰减，肝肾回声有反差，肝静脉显示清晰，可能的诊断是（ ）。
A. 轻度脂肪肝
B. 急性肝炎
C. 慢性肝炎
D. 化疗后肝损害
E. 糖尿病性肝病变
F. 非特异性肝炎

7. 右乳腺癌术后 5 年复查肝脏超声，肝脏饱满增大，肝内回声细、增强，后方肝组织衰减明显，肝肾回声反差大，肝静脉显示不清，胆囊旁可见两个小弱回声区，可能的诊断是（ ）。
A. 轻度脂肪肝
B. 不均匀脂肪肝
C. 肝转移癌
D. 重度脂肪肝
E. 糖尿病性肝病变
F. 急性肝坏死

8. 非均匀脂肪肝残存的正常肝组织与肝转移癌的超声鉴别依据是（ ）。
A. 前者为形态规则的低回声区
B. 前者为无占位效应的片状低回声
C. 前者内有正常走行的血管
D. 前者对周围结构无挤压
E. 后者有靶环状、牛眼状结构
F. 后者后方有明显的增强效应

（9~11 题共用题干）

患者，女性，33 岁。进行性加重性痛经 4 年半。妇科查体：子宫质硬增大并有压痛，左侧附件区可触及直径 5cm 的囊性包块。

9. 根据患者的临床表现进行超声检查，注意事项为（ ）。
A. 检查需空腹
B. 检查前一天晚餐后禁食
C. 必要时检查前饮水 2000ml
D. 检查前应充盈膀胱
E. 检查前应排空膀胱

10. 属于子宫腺肌病声像图表现的是（ ）。
A. 子宫增大，饱满圆钝
B. 子宫肌壁回声粗糙不均
C. 子宫内膜增厚
D. 子宫内膜线多向前移位，也可向后移位
E. 增厚的子宫后壁中可见斑点状无回声区

11. 腹部器官及肢体血管等超声检查最常用的基本体位是（ ）。
A. 仰卧位
B. 胸膝卧位
C. 站立位
D. 俯卧位
E. 侧卧位
F. 坐位
G. 半坐位

（12~15 题共用题干）

患者，女性，70 岁。医院体检，采用多普勒超声技术测量血流参数。

12. 用多普勒频谱直接测量患者的血流数据是（　）。
    A. 速度时间积分
    B. 搏动指数
    C. 阻力指数
    D. 舒张/收缩比
    E. 收缩期峰值速度

13. 患者正常血流的频谱多普勒表现为（　）。
    A. 稳流
    B. 射流
    C. 湍流
    D. 反流
    E. 层流

14. 为了缩短患者等待时间，提高测量血流速度值的方法有（　）。
    A. 选择频率高的探头作血流检查
    B. 提高脉冲重复频率
    C. 减小采样门深度
    D. 移动零位线（基线），扩大流速 5 倍
    E. 零位线（基线）移动只能对单一方向血流

15. 提高彩色多普勒对低速血流检测能力的方法有（　）。
    A. 降低彩色速度范围（1500Hz 或更少）
    B. 提高彩色壁滤波（50Hz 或更少）
    C. 提高彩色灵敏度（线密度）
    D. 提高彩色优先权
    E. 降低彩色灵敏度（线密度）

（16~18 题共用题干）

患者，女性，31 岁。疑有胃溃疡并胆道梗阻，入院进行三维超声检查。

16. 三维超声的作用在于（　）。
    A. 判断胆道梗阻部位
    B. 胆囊容积测定、胆囊排空功能的评价、胆囊形态学的观察、胆囊息肉与胆囊癌的鉴别
    C. 可清晰显示膀胱病变形态、大小、数目、内部回声、病变的整体、表面形态及肿瘤对膀胱壁浸润情况
    D. 测定含液结构和实质性组织
    E. 对胃肠溃疡出血和胃底静脉曲张进行诊断
    F. 显示血管系统病变以及进行体积测量

17. 患者进行三维超声图像采集，方法是（　）。
    A. 平行扫查法：探头匀速平行移动，获取系列二维切面图像
    B. 旋转扫查法：探头固定于某一透声窗，探头旋转 180°~360°，获取系列二维切面图像
    C. 扇形扫查法：探头固定某一透声窗，通过摆动探头一定的角度而获取系列二维切面图像
    D. 以上各项均是
    E. 以上各项均不是

18. 关于三维超声成像的数据获取方法，叙述正确的是（　）。
    A. 二维阵探头与磁场定位方法的原理类似
    B. 采用微电机驱动的扇扫与手动扇扫的原理相似
    C. 存储的图像必须有空间定位信息
    D. 磁场定位受到扫查平面的限制
    E. 二维阵探头是实现实时三维成像的较理想手段

（19~22 题共用题干）

患者，男性，44 岁。检查心脏二尖瓣

部位。

19. 关于心脏的位置、外形和毗邻，叙述不正确的是（ ）。
A. 心脏是一个中空的肌性纤维性器官，形似倒置的、前后稍扁的圆锥体
B. 心脏斜位于胸腔中纵隔内，约1/3位于正中线的左侧，约2/3位于正中线的右侧
C. 心脏前方为胸骨体和第2~6肋软骨，后方平对第5~8胸椎，两侧与胸膜腔和肺相邻，上方连出入心脏的大血管，下方为膈肌
D. 心脏的长轴自右肩斜向左肋下区，与身体正中线构成90°
E. 心底部被出入心脏的大血管根部和心包返折缘所固定，心室部分可活动

20. 关于正常成年人M型超声心动图二尖瓣活动曲线，叙述正确的是（ ）。
A. 舒张期形成E、A峰
B. 舒张期形成CD段
C. 收缩期形成CD段
D. 收缩期形成E、A峰
E. 后叶与前叶呈镜像

21. 左心室位于右心室的左后方，呈圆锥形，锥底被左房室口和主动脉口所占据。左心室壁厚约是右心室壁厚的（ ）。
A. 1倍
B. 2倍
C. 3倍
D. 4倍
E. 5倍

22. 主动脉弓和胸主动脉周围的组织结构有（ ）。
A. 气管和食管
B. 脊柱
C. 胸导管、胸腺和胸膜
D. 无名静脉
E. 肺
F. 胆囊
G. 左迷走神经和喉返神经

（23~26题共用题干）

患者，女性，19岁。间断发作气促、乏力、心前区疼痛及活动后昏厥4个月。查体：胸骨左缘可闻及收缩中晚期粗糙的吹风样杂音。临床确诊为肥厚型梗阻性心肌病。

23. 以下关于患者的超声心动图表现，叙述正确的是（ ）。
A. 室壁非对称性肥厚
B. 左室流出道狭窄
C. 室间隔回声均匀，呈毛玻璃样
D. 主动脉瓣提前关闭
E. 二尖瓣舒张期震颤波
F. 室壁运动弥漫性减低
G. SAM现象

24. 下列属于继发性心肌病的是（ ）。
A. 限制型心肌病
B. 隐匿型心肌病
C. 糖尿病性心肌病
D. 肥厚型心肌病
E. 尿毒症性心肌病
F. 扩张型心肌病
G. 围生期心肌病

25. 根据左室流出道有无狭窄，肥厚型心肌病分为（ ）。
A. 梗阻型
B. 均匀肥厚型
C. 非梗阻型
D. 隐匿型
E. 心尖部肥厚型
F. 右室流出道狭窄型

26. 关于肥厚型梗阻性心肌病，叙述正确的是（ ）。
A. 左室流出道内五色花彩血流
B. 室间隔回声不均匀
C. 室间隔厚度/左室后壁厚度 1.3~1.5
D. 室间隔非对称性肥厚
E. 左室流出道流速 1.2m/s
F. 主动脉瓣提前关闭
G. SAM 现象

（27~30 题共用题干）

患者，女性，20 岁。反复咳嗽、咳痰、午后低热、盗汗 5 个月，呼吸困难，烦躁不安，胸闷、大汗淋漓 1 周。外院诊断为肺结核。查体：心脏搏动减弱，心浊音界向两侧扩大，心音低而远，HR 120 次/分，肺部尤尔特征（Ewart sign）（+）。

27. 根据患者的临床表现，首选的检查是（ ）。
A. 胸部 X 线片
B. 心电图
C. 腹部超声
D. 超声心动图
E. 胸部 CT
F. 胸部 MRI

28. 超声心动图：左心室后壁可见 22mm 无回声区，侧壁可见 8mm 无回声区，右心室侧壁可见 7mm 无回声区，前壁可见 11mm 无回声区。此时首先应采取的措施为（ ）。
A. 立即心包穿刺抽液并送实验室检查
B. 强化抗结核药物治疗
C. 应用利尿药
D. 对症支持疗法
E. 补充白蛋白
F. 化学治疗

29. 关于心包，叙述正确的有（ ）。
A. 心包是三角形的浆膜囊腔
B. 包绕着心脏房室及其进出大血管的根部
C. 正常心包腔内有少量液体，一般不超过 10ml
D. 少量心包积液可以减少心脏搏动时的摩擦
E. 心包可限制心脏因容量负荷过重而过分扩张
F. 心脏收缩时，心包腔内的负压有助于心房的充盈
G. 防止肺部和胸腔的炎症向心脏蔓延
H. 保护肺不受心脏搏动的撞击

30. 关于心包积液，叙述错误的有（ ）。
A. 心包炎是心包壁层及脏层的炎症
B. 心包炎必然有心包积液
C. 急性心包炎多为原发性
D. 心包摩擦音是纤维蛋白性心包炎重要的特异性体征
E. 积液急剧增加或大量积液引起急性心脏压塞
F. 心包积液可分为漏出性、渗出性、脓性、血性、乳糜性、胆固醇性等
G. 心脏压塞时，其心包积液总量很多
H. 心包积液一般不引起明显的血流动力学异常

（31~34 题共用题干）

患者，女性，51 岁。胸闷不适 2 个月。超声综合描述：左侧胸腔内可见大片状无回声区，呈网格状，最大深度 4.8cm，其上方胸膜厚度 1.1cm，边缘欠规整。

31. 超声提示为（ ）。
A. 左肺脓肿
B. 左侧胸腔包裹性积液

C. 左膈下积液
D. 左侧胸腔积液，左侧胸膜增厚
E. 左肺动脉间隔缺损

32. 患者检查后发现胸腔积液，少量胸腔积液可无明显自觉症状或仅有胸痛，积液量达到（　）时，可出现胸闷或轻度气急。
A. 50~100ml
B. 100~150ml
C. 200~300ml
D. 300~500ml
E. 400~600ml

33. 以下哪一项不属于胸腔漏出液的常见病因（　）。
A. 充血性心力衰竭
B. 上腔静脉阻塞
C. 脓胸、血胸
D. 缩窄性心包炎
E. 浆液性渗出性胸腔积液
F. 肝硬化
G. 乳糜胸

34. 下列关于胸腔积液的叙述错误的是（　）。
A. 正常胸腔内可有少量生理性液体
B. 病理性胸腔积液可分为漏出液和渗出液
C. 存在胸腔积液时，膈面引起的镜面伪像更加明显
D. 大量胸腔积液时呼吸困难加重，可出现明显心悸，胸痛缓解或消失
E. 渗出液在临床上较为常见

（35~37 题共用题干）

患者，女性，39 岁。B 超发现左肝 3.0cm×2.5cm 稍强回声占位，边界清楚。既往无乙型病毒性肝炎病史。

35. 根据患者的临床表现，最可能的诊断是（　）。
A. 肝结核
B. 肝包虫病
C. 肝局灶性结节增生
D. 肝血管瘤
E. 肝癌
F. 肝转移癌

36. 为明确诊断，应进一步检查（　）。
A. 甲胎蛋白（AFP）测定
B. 腹部 X 线片
C. 增强 CT
D. 超声造影
E. 肝动脉血管造影
F. 肝穿刺活检

37. 如果 AFP（-），超声造影：动脉期肿物周边强化，延迟期肿物内充满造影剂，最佳治疗方案为（　）。
A. 口服保肝药物治疗
B. 化学治疗
C. 放射治疗
D. 碘油栓塞
E. 射频消融
F. 手术或观察随诊

（38~42 题共用题干）

患者，男性，66 岁。体温 37.5℃持续 1 周。患者既往有胆石症病史。查体：T 37.3℃，P 130 次/分，R 28 次/分，BP 90/50mmHg。巩膜无黄染，腹软，肠鸣音正常。

38. 根据患者的临床表现，应该检查的项目有（　）。
A. 血常规
B. 红细胞沉降率
C. 尿淀粉酶

D. 血清淀粉酶
E. 心电图
F. 腹部 X 线片

39. 诊治期间低热未退，并出现轻微肝区不适，还应进行的检查或处置为（　）。
A. 腹部超声
B. 禁食
C. 胃肠减压
D. 应用阿托品
E. 输液
F. 输血

40. 超声右肝有 2.3cm×1.6cm 低回声结节，边界清楚，边缘有少许血流信号，胆囊壁增厚约 0.7cm，胆囊腔内见强回声伴声影。应考虑为（　）。
A. 胆囊炎
B. 胆石症
C. 急性胰腺炎
D. 肝脓肿
E. 肝癌
F. 肝癌破裂

41. 患者症状未见好转，体温升高，上腹压痛明显，并有反跳痛，血 WBC（10～17.8）$\times 10^9$/L。此时应进一步检查（　）。
A. 血生化
B. 肝、肾功能
C. 甲胎蛋白（AFP）测定
D. 心电图
E. CT
F. 超声引导下穿刺

42. 超声引导下穿刺吸出黄白色液体 4ml，显微镜下为大量炎性细胞。下一步正确的处理有（　）。
A. 抗感染
B. 补液
C. 输血
D. 射频治疗
E. 超声引导下引流
F. 手术切开引流

（43～45 题共用题干）

患者，男性，20 岁。左上腹不适 3 个月，加重 1 个月。查体：P 76 次/分，BP 100/70mmHg。腹平软，左上腹轻度压痛。超声：脾厚 5cm，脾内见多个大小不等低回声结节，边界清楚。

43. 根据患者的临床表现，诊断应首先考虑（　）。
A. 脾脓肿
B. 脾结核
C. 脾淋巴瘤
D. 脾血管瘤
E. 脾转移瘤
F. 脾梗死

44. 为明确诊断，应进行的检查或处理有（　）。
A. 彩色超声
B. 三维超声
C. 增强 CT
D. 平扫 MRI
E. 超声引导下穿刺活检
F. 开腹探查

45. 以下对患者较为适合的治疗方案有（　）。
A. 放射治疗
B. 化学治疗
C. 动脉导管介入治疗
D. 碘油栓塞
E. 手术
F. 中药

参考答案

一、单选题

1. D	2. D	3. E	4. A	5. E	6. A	7. A	8. B	9. C	10. D
11. B	12. D	13. C	14. C	15. E	16. C	17. C	18. B	19. B	20. C
21. D	22. C	23. B	24. C	25. B	26. D	27. D	28. B	29. C	30. E
31. D	32. C	33. D	34. B	35. A					

二、多选题

1. ADE	2. AD	3. ABCE	4. ACE	5. AC
6. BCD	7. ABDE	8. ABC	9. AC	10. ABCD
11. ABCD	12. ADE	13. ABCE	14. ACE	15. BD
16. ACD	17. BD	18. BDE	19. ACD	20. ACDE

三、案例分析题

1. C	2. E	3. ABCE	4. BE	5. D
6. ADF	7. BCD	8. BCDE	9. D	10. ABDE
11. A	12. AE	13. AE	14. BCE	15. ACD
16. ABCE	17. D	18. BCE	19. BD	20. ACE
21. C	22. ABCDEG	23. ABDG	24. CEG	25. ACD
26. ABCDFG	27. D	28. A	29. BDEFGH	30. BCG
31. D	32. D	33. CEG	34. C	35. D
36. CD	37. F	38. ABDF	39. A	40. ABDE
41. ABEF	42. ABE	43. C	44. CE	45. BE

高级卫生专业技术资格考试用书
超声医学模拟试卷（二）

中国协和医科大学出版社
北　京

模拟试卷（二）

一、单选题（以下每道考题有5个备选答案，请选择1个最佳答案）

1. 医用超声波是一种（　）。
   A. 机械波、横波
   B. 声波
   C. 电磁波
   D. 只能在固体中传播的机械波
   E. 机械波、纵波

2. 人体组织体液回声按其强弱排列，正确的是（　）。
   A. 肾皮质弱于肾髓质
   B. 肝弱于肾皮质
   C. 胰腺弱于肝
   D. 胆汁弱于血液
   E. 肾窦弱于胰腺

3. 以下关于穿刺活检针，叙述正确的是（　）。
   A. 以外径划分，>1.0mm为粗针，<1.0mm为细针
   B. 以内径划分，>1.0mm为粗针，<1.0mm为细针
   C. 以外径划分，>0.8mm为粗针，<0.8mm为细针
   D. 以内径划分，>0.6mm为粗针，<0.6mm为细针
   E. 以外径划分，>1.1mm为粗针，<0.5mm为细针

4. 通过三维体积自动测量程序，自动或手动选择待测组织边界，径线最大平面，并按一定的旋转角度旋转，自动勾画出边界，也可手动修正勾画不准确的边界，系统自动积分求出待测体的体积，全部测量过程需耗时（　）。
   A. 1~2分钟
   B. 3~5分钟
   C. 6~10分钟
   D. 10~15分钟
   E. 30分钟以上

5. 以下哪项无法测量左心室容积参数（　）。
   A. M型超声
   B. 二维超声
   C. 组织多普勒成像
   D. 多普勒超声
   E. 三维超声

6. 心包肿瘤最特异的超声表现是（　）。
   A. 心包腔内可见无回声区
   B. 心包腔内可见条索状回声
   C. 心包脏层、壁层粘连
   D. 心包脏层或壁层可见不规则的团块状回声
   E. 心包钙化

7. 利用二维超声诊断冠状动脉性心脏病的依据是（　）。
   A. 左心室壁节段性运动异常
   B. 室壁运动幅度普遍降低
   C. 室壁运动幅度普遍增强
   D. 左心室内径增大
   E. 室壁不均匀性增厚

8. 对疑诊为主动脉缩窄的患者进行超声检查时，选择的透声窗是（　）。
A. 剑突下
B. 胸骨左缘
C. 胸骨右缘
D. 心尖部
E. 胸骨上窝

9. 心内膜弹力纤维增生症与扩张型心肌病超声鉴别的重点在于（　）。
A. 左心室内径
B. 左心室壁波幅
C. 心肌厚度
D. 心内膜厚度
E. 心瓣膜改变

10. 胆囊壁厚度超过（　）会发生病理性改变。
A. 5.0mm
B. 7.0mm
C. 10.0mm
D. 3.0mm
E. 15.0mm

11. 正常成年男性的脾脏厚径超声测量标准为（　）。
A. <3cm
B. <4cm
C. <5cm
D. <6cm
E. <7cm

12. 以下属于胡桃夹综合征的声像图特征的是：①纵切扫查肠系膜上动脉与腹主动脉夹角过小，左肾静脉受压变窄；②左肾静脉的腹主动脉左侧段显著扩张；③左肾静脉/腹主动脉前段 > 2，站立 15~20 分钟，比值 > 3；④CDFI：左肾静脉前段血流变细，速度增快；⑤PW：湍流频谱（　）。
A. ①④⑤
B. ②④
C. ①③④⑤
D. ①②④⑤
E. ②③⑤

13. 超声检查最易诊断的肾上腺疾病是（　）。
A. Cushing 腺瘤
B. 非功能性腺瘤
C. 肾上腺转移癌
D. 肾上腺囊肿
E. 嗜铬细胞瘤

14. 下列关于经腹壁胃肠超声的检查前准备工作，叙述正确的是（　）。
A. 检查应安排在 X 线钡剂检查之后
B. 检查中可饮水 500~700ml，以充盈胃腔
C. 禁食 4 小时
D. 结肠检查前需禁食
E. 胃镜检查之后

15. 女性腹腔最低的部位是（　）。
A. 子宫膀胱陷凹
B. 肝肾间隙
C. 脾肾间隙
D. 直肠膀胱陷凹
E. 直肠子宫陷凹

16. 下列关于急性盆腔炎的超声表现，叙述不正确的是（　）。
A. 子宫直肠凹有积液
B. 管状结构边缘毛糙
C. 子宫与周围粘连
D. 卵巢缩小
E. 附件区可见增厚迂曲管状结构

17. 妊娠囊平均内径为20mm时，妊娠龄大约是（ ）。

A. 20天
B. 35天
C. 50天
D. 65天
E. 90天

18. 下列不符合胎死宫内颅骨声像图改变的是（ ）。

A. 胎儿头皮水肿
B. 胎儿颅骨变形、重叠
C. 胎儿颅骨塌陷
D. 胎头消失，无法检测
E. 胎头轮廓不规则

19. 求侧脑室大脑半球比率需要测量（ ）。

A. 从中线至侧脑室的内侧壁，从中线至颅骨骨板的内壁
B. 从侧脑室的前壁至后壁
C. 从中线至侧脑室的内侧壁，同侧从中线至颅骨骨板的内侧
D. 从侧脑室的内侧壁至外侧壁
E. 从半叶全前脑至后脑

20. 胎盘早剥的病理变化包括以下哪些现象：①底蜕膜血管破裂出血；②底蜕膜层血肿形成；③胎盘绒毛膜出血；④胎盘附着部子宫收缩（ ）。

A. ①
B. ①②
C. ①②③
D. ①②③④
E. ②

21. 葡萄胎的声像图表现为（ ）。

A. 子宫明显增大，宫腔内无妊娠囊
B. 子宫明显增大，宫腔内无妊娠囊，宫腔内见雪片状回声，子宫两侧见黄素囊肿
C. 子宫明显增大，宫腔内见雪片状回声，子宫两侧见黄素囊肿
D. 子宫明显增大，宫腔内无妊娠囊，宫腔内见雪片状回声
E. 子宫明显增大，宫腔内见雪片状回声

22. 正常甲状腺横切时的超声特征是（ ）。

A. 甲状腺包膜完整，呈蝶形强回声
B. 甲状腺包膜不完整，呈蝶形均质弱回声
C. 甲状腺包膜完整，呈圆形均质弱回声
D. 甲状腺包膜完整，为蝶形均质中等回声
E. 甲状腺包膜不完整，呈蝶形，不均质强回声

23. 乳腺超声检查应注意的事项不包括（ ）。

A. 空腹
B. 多切面、直接法
C. 全部乳房无遗漏
D. 两侧对比
E. 饮水、憋尿

24. 超声检查腮腺，最正确的是（ ）。

A. 采用7~10MHz频率探头，多切面进行检查
B. 理发后，多切面进行检查
C. 空腹进行多切面检查
D. 主要观察腮腺的血管及神经分布
E. 进行纵切面检查

25. 测量眼球时，组成后壁的复合回声构成是（ ）。

A. 视网膜、角膜和巩膜

B. 视网膜、玻璃体和眼房
C. 玻璃体、脉络膜和巩膜
D. 玻璃体、眼房和脉络膜
E. 视网膜、脉络膜和巩膜

26. 表浅淋巴结正常声像图为（　）。
A. 中心部髓质区为强回声，周边皮质区为低回声，可见凹陷的淋巴门
B. 长径 > 横径，横径≤0.5cm
C. V（8.41 ± 3.64）cm/s，RI < 0.6
D. 边界清楚
E. 以上各项均是

27. 对阴囊进行超声纵向扫查，位于正常睾丸上方的结构是（　）。
A. 白膜
B. 输精管
C. 精索
D. 附睾头
E. 附睾体

28. 运动系统超声检查中，各向异性伪像最常见于（　）。
A. 肌肉组织
B. 脂肪组织
C. 骨骼表面
D. 肌腱组织
E. 神经组织

29. 四肢静脉超声检查的内容不包括（　）。
A. 观察静脉变异、内膜、管腔内回声情况
B. 测量静脉内径
C. 观察静脉管腔内是否有自发性血流信号以及血流信号的充盈情况
D. 检查瓣膜功能
E. 通过压迫试验来判断有无静脉血栓

30. 下腔静脉塌陷出现（　）时。
A. 浅呼吸
B. 运动
C. 吸气
D. 呼气
E. Valsalva 动作

31. 患者，女性，69 岁。卵巢癌术后 2 年，因腹痛 3 天就诊。超声发现腹腔动脉和腹主动脉周围有多发性低回声结节，部分结节相互融合成分叶状肿块，边界清楚，根据临床症状及超声表现，最可能的诊断是（　）。
A. 淋巴瘤
B. 腹膜后淋巴结转移
C. 脂肪肉瘤
D. 纤维肉瘤
E. 平滑肌肉瘤

32. 患者，女性，36 岁。体检时超声发现肝肿物。无不适。查体：未见明显异常。肝超声：肝外形正常，内部呈中等回声，左叶内一个直径 3cm 低回声肿物，边界清楚，内部回声均匀，CDFI 显示肿物周边及内部有稀疏血流信号，RI = 0.67，肝内、外胆管不扩张。需要进一步了解的病史和实验室检查不包括（　）。
A. 肝炎病史
B. 肿瘤病史
C. 口服避孕药史
D. 血总胆红素检查
E. 血常规和肝炎相关病毒检查

33. 患者，男性，24 岁。呼吸困难，心前区不适 1 个月。查体：奇脉，颈静脉怒张。听诊心动过速，心音遥远，临床怀

疑为大量心包积液，超声心动图不会出现的是（　）。
A. 心包脏、壁层分离
B. 荡击波征
C. 心包内液性暗区
D. 液性暗区可出现大量条索状回声
E. 二尖瓣舒张期震颤波

34. 患者，女性，53 岁。患有室间隔缺损，左向右分流，采用彩色多普勒技术检查分流血流。对仪器的调节，以下叙述正确的是（　）。
A. 低通滤波
B. 高频（7MHz 以上）电子相控阵探头
C. 电子线阵探头（5MHz 以上）
D. 调高速度标尺（高脉冲重复频率）
E. 选用速度方式显示血流

35. 患者，女性，27 岁。初产妇，末次月经不详，超声检测头臀长为 2.0cm，则可计算孕龄为（　）。
A. 4.5 周
B. 6 周
C. 8.5 周
D. 10.5 周
E. 18 周

二、多选题（以下每道考题有 5 个备选答案，每题至少有 2 个正确答案）

1. 室间隔巨大缺损合并肺动脉高压，超声上可能出现的征象是（　）。
A. 心室水平左至右分流速度明显增加
B. 右心室壁出现肥厚
C. 三尖瓣反流压差可 >40mmHg
D. 肺动脉反流压差 <25mmHg
E. 右心声学造影时左心室显影

2. 出现脾内囊性病变，囊壁较厚时，应考虑为（　）。
A. 单纯囊肿
B. 转移瘤伴坏死
C. 结核
D. 淋巴管瘤
E. 脓肿

3. 在尿路造影术或 X 线平片中看不到，超声可探测到的是（　）。
A. 草酸钙结石
B. 磷酸盐结石
C. 胱氨酸结石
D. 尿酸结石
E. 黄嘌呤结石

4. 典型肠梗阻的超声表现不包括（　）。
A. 梗阻远端肠管扩张
B. 梗阻近端肠管扩张
C. 梗阻远端肠管蠕动活跃
D. 梗阻近端肠管蠕动活跃
E. 梗阻近端肠管蠕动减弱

5. 伴有腹腔积液的卵巢疾病有（　）。
A. 单纯性浆液性囊腺瘤
B. 浆液性乳头状囊腺瘤
C. 巧克力囊肿
D. 卵巢纤维瘤
E. 黏液性囊腺癌

6. 以下关于输卵管积水的声像图表现，叙述不正确的有（　）。
A. 常无明显症状，多数患者因不孕症检查发现
B. 一般为单侧性
C. 附件区囊性包块，呈腊肠样、弯曲长管状或盲袋状
D. 囊壁较厚，内部可见完全分隔
E. 常伴有盆腔粘连

7. 测量胎儿颈项透明层的注意事项是（　）。
A. 胎儿头臀长 33~60mm
B. 获得胎儿正中矢状切面或小脑水平横切面
C. 胎儿自然伸展姿势时测量，不能过伸和过屈
D. 应多次测量，并记录测量所得的最大数值
E. 应将图像尽量缩小，使影像只显示胎儿头部及上胸，测量游标的轻微移动只会使测量结果改变 0.1mm

8. 以下关于前置胎盘的超声诊断，叙述正确的是（　）。
A. 超声是胎盘定位首选方法
B. 过度膀胱充盈下检查准确性高
C. 判断胎盘下缘
D. 显示子宫颈，明确宫颈内口位置
E. 确定胎盘下缘与子宫颈内口的关系

9. 埃勃斯坦畸形在超声上的主要表现是（　）。
A. 右心房明显扩大
B. 肺动脉高压并肺动脉增宽
C. M 型超声可同时显示二三尖瓣曲线
D. 三尖瓣隔叶上移 >1.5cm
E. 三尖瓣大量反流

10. 以下关于甲状腺腺瘤与结节性甲状腺肿的超声表现，叙述错误的有（　）。
A. 甲状腺腺瘤多为单个结节
B. 结节性甲状腺肿常为多个结节
C. 结节性甲状腺肿可合并腺瘤或腺瘤样变
D. 甲状腺腺瘤常为多个结节
E. 结节性甲状腺肿不可能为单个结节

11. 以下符合腮腺囊肿声像图表现的是（　）。
A. 内为无回声区，后方回声增强
B. 形态欠规则
C. 多呈不规则长方形
D. 边缘整齐、界限清楚
E. 透声性良好

12. 以下关于脉络膜黑色素瘤的声像显像特征，叙述正确的是（　）。
A. 半圆形或蘑菇形实性肿物自眼球壁突入玻璃体腔
B. 肿物前部回声密集明亮，向后渐衰减
C. 肿物局部眼球壁较周围正常区回声低
D. 80% 以上病灶可有钙斑
E. 继发视网膜脱离

13. 以下关于淋巴结结核的超声表现，叙述错误的是（　）。
A. 肿大的淋巴结多呈椭圆形，长径厚径之比 >2
B. 皮质回声不均匀，以低回声为主，髓质形态多无改变
C. 脓肿破溃，淋巴结与周围组织融合
D. 淋巴结内血流信号增多，分布杂乱
E. 淋巴结相互融合成串

14. 以下关于附睾炎在不同阶段的不同声像图表现，叙述正确的是（　）。
A. 急性期附睾增大
B. 附睾显示中等不均回声
C. 化脓时附睾出现无回声区
D. 如有钙化，出现后方声影
E. 急性期血流信号明显增多

15. 类风湿关节炎的超声表现包括（　）。
A. 膝关节髌间软骨无破坏
B. 指骨头骨侵袭
C. 腕关节积液
D. 肩关节无积液
E. 踝关节腱鞘囊肿

16. 以下哪些是鉴别颈内、颈外动脉的基本

特征（　）。

A. 颈外动脉可观察到多个分支，而颈内动脉无分支

B. 颈外动脉在前内侧，颈内动脉位于后外侧

C. 颈外动脉血流频谱为高阻力型，颈内动脉为低阻力型

D. 颈外动脉具有中心亮带血流特征，而颈内动脉可见低速涡流信号

E. 颞浅动脉敲击试验颈外动脉可见传导性震颤性血流频谱

17. 以下关于正常肢体动脉彩色多普勒超声，叙述正确的有（　）。

A. 腔内可见充盈良好的彩色血流信号

B. 直行的动脉段内的血流呈层流

C. 动脉管腔的中央流速较慢，色彩较为黯淡

D. 红蓝两种颜色分别代表收缩期的前进血流和舒张期的短暂反流

E. 动脉内的彩色血流具有搏动性

18. 急性和慢性静脉血栓的超声表现包括（　）。

A. 急性血栓为不均匀的中强回声

B. 急性血栓静脉管径扩张，内壁平整

C. 急性血栓管壁黏附性弱

D. 慢性血栓回声均匀偏低

E. 慢性血栓无漂浮征

19. 以下关于腹主动脉及其分支的超声表现，叙述正确的有（　）。

A. 正常腹主动脉近心段舒张期血流有一定程度的正向血流，而远心段舒张早期存在反向波

B. 禁食时，肠系膜上动脉血流频谱为低阻型

C. 禁食时，腹腔动脉血流为低阻的二相波形，具有较低的舒张期血流

D. 成人肾动脉内径4~7mm，峰值流速<150cm/s

E. 正常肾动脉血流频谱为低阻型，收缩早期频谱上升陡直，而后缓慢下降

20. 关于下腔静脉及其属支的正常超声表现，叙述正确的有（　）。

A. S波和D波为前向波，V波、A波及C波为反向波

B. 吸气时，下腔静脉前后径增宽，呈椭圆形

C. 呼气时，下腔静脉前后径变窄，呈扁平状

D. 下腔静脉近心段及肝静脉血流频谱呈多相型，S波波峰常大于D波波峰

E. 下腔静脉表现为粗细均匀的管状结构，管腔内呈无回声

三、案例分析题（每个案例至少有3个提问，每个提问有多个备选答案，其中正确答案有1个或多个）

（1~9题共用题干）

患者，女性，41岁。消瘦、腹背痛3个月。超声：胰体肿物直径4cm×3cm，低回声，边界不清，形态不规则，胰尾部胰管扩张。

1. 为明确诊断，可行的检查方法包括（　）。

A. 腹部X线片

B. 消化道造影

C. 腹部CT（增强）

D. 腹部MRI（增强）

E. 超声造影

F. 核医学

2. 增强影像学检查显示肿物呈延迟强化，边

缘模糊，腹腔淋巴结肿大。为获得病理诊断，最安全有效的检查方法为（　）。

A. 手术中切除活检
B. CT 引导细针穿刺活检
C. MRI 引导细针穿刺活检
D. 超声引导粗针穿刺活检
E. 超声引导细针穿刺活检
F. 超声引导针吸细胞学检查

3. 患者血常规：WBC 12×10^9/L，PLT 250×10^9/L。下一步处理包括（　）。
A. 尽快穿刺活检
B. 尽快手术切除
C. 延期穿刺
D. 抗炎治疗
E. 化学治疗
F. 输血小板

4. 两天后复查血常规：WBC 8×10^9/L，PLT 240×10^9/L。穿刺时须注意（　）。
A. 避开大血管
B. 尽量避开胃肠气体
C. 增加穿刺次数
D. 垂直腹壁进针
E. 避开扩张的胰管
F. 尽量通过肝左叶进针

5. 穿刺两小时后患者诉腹痛，应如何处理（　）。
A. 嘱患者休息，避免剧烈活动
B. 短期禁食
C. 腹部 X 线检查，除外肠梗阻
D. 复查超声，除外胰周积液或出血
E. 复查 CT，除外有胰周积液或出血
F. 立即服镇痛药

6. 穿刺后，可能出现的并发症包括（　）。
A. 出血
B. 感染
C. 高血压
D. 脏器损伤
E. 胆囊炎
F. 血栓形成

7. 预防出血采取的措施有（　）。
A. 术后应立即测定并记录患者的生命体征
B. 观察时间不应少于半小时
C. 穿刺针和引流导管的选择应坚持“先细后粗”的原则
D. 对凝血机制有异常的患者应谨慎
E. 增加粗针穿刺次数
F. 术后常规应用止血药

8. 预防感染采取的措施有（　）。
A. 穿刺诊疗室应有良好通风条件，并保持环境干燥和整洁
B. 重视穿刺过程中各个环节的无菌操作观念
C. 所有穿刺用具、敷料均须严格消毒，诊疗操作符合无菌要求
D. 穿刺诊疗术中严禁室内人员任意走动
E. 污染与非污染物品应分别摆放
F. 为了防止发生逆行感染，避免在病变区域注入过量造影剂或灌入过量清洗药液

9. 脏器损伤的预防措施有（　）。
A. 对不能配合经皮穿刺手术的患者也可行此操作
B. 穿刺目标、穿刺径路解剖结构和穿刺针尖显示不清时可继续进针
C. 注意采用正确的穿刺技术和使用适当的穿刺器材
D. 熟练掌握穿刺针针具的使用要领和性能特点

E. 避免对同一目标在同一穿刺点旁多次穿刺

F. 对深部微小病灶且邻近脏器边缘或重要解剖结构，应谨慎使用自动活检技术

（10~13 题共用题干）

患者，女性，56 岁。在医院进行体检，重点检查心脏部位。

10. 二维超声心动图中心尖四腔切面图的观测内容主要有（　）。

A. 各房室腔大小、形态

B. 心肌运动速度

C. 二和三尖瓣位置、形态、活动度

D. 肺静脉和左心房的连续关系

E. 心包、心腔内有无异常回声

F. 测量心功能

11. 以下关于多普勒超声心动图检查时的注意事项，叙述错误的是（　）。

A. 应根据观测的血流方向或室壁运动方向选择合适切面

B. 声束方向与血流方向或室壁运动方向间的夹角尽可能 $<90°$

C. 主动脉瓣或左心室流出道的检测以心尖五腔观为首选

D. 二尖瓣或三尖瓣血流的检测以大动脉短轴切面为首选

E. 肺动脉瓣血流的检测以心尖四腔观为首选

12. 正常二尖瓣口血流多普勒超声的表现为（　）。

A. 舒张期红色为主，血流由左心房经二尖瓣口流入左心室

B. 舒张晚期红色为主，血流由左心室经二尖瓣口流入左心房

C. 舒张期红色为主，血流由左心室经二尖瓣口流入左心房

D. 舒张晚期红色为主，血流由左心房经二尖瓣口流入左心室

E. 舒张期红色为主，血流由左心房直接流入左心室

13. 不符合二尖瓣血流正常多普勒频谱的叙述是（　）。

A. E 峰为舒张期左心室快速充盈所致

B. 反向频谱

C. 舒张早期、舒张末期分别有一脉冲波

D. 在舒张期出现

E. E 峰小于 A 峰

（14~19 题共用题干）

患者，女性，71 岁。气急，乏力，心前区疼痛，持续时间长，休息和含服硝酸甘油不能缓解。心电图示前间壁心肌梗死，临床诊断为冠心病，心肌梗死。

14. 根据患者的临床表现，该患者应进行的检查包括（　）。

A. 心电图

B. CT

C. 超声心动图

D. MRI

E. X 线检查

15. 以下关于超声心动图的表现，叙述正确的是（　）。

A. 室壁节段性运动减弱

B. 左室流出道狭窄

C. 室壁运动不协调

D. 梗死部心肌外膨

E. 可有二尖瓣反流

F. 室壁运动弥漫性减低

G. 梗死部心肌变薄

16. 以下关于冠心病超声心动图上的可见并发症，叙述正确的是（　）。

A. 真性室壁瘤形成

B. 左室心尖部血栓
C. 高血压
D. 假性室壁瘤
E. 心肌梗死
F. 梗死区伸展和扩张
G. 二尖瓣腱索断裂

17. 以下关于冠心病的并发症室间隔穿孔表现，叙述正确的是（　）。
A. 常发生在室间隔膜部
B. 常发生在室间隔肌部
C. 穿孔口径较大
D. 穿孔处可见舒张期过隔血流
E. 室水平双向分流
F. 穿孔处可见收缩期高速过隔血流
G. 穿孔口径较小

18. 以下关于冠心病的并发症左室血栓超声特点，叙述正确的是（　）。
A. 可发生栓塞
B. 形状不规则
C. 有蒂
D. 可脱落
E. 活动度大
F. 常位于心尖部
G. 活动度小

19. 以下关于冠心病的并发症室壁瘤的超声表现，叙述正确的是（　）。
A. 多发生在大面积心肌梗死
B. 常伴有矛盾运动
C. 不会发生在心尖部
D. 最易发生在下壁
E. 形成血肿
F. 变薄的室壁外膨
G. 好发附壁血栓

（20~23 题共用题干）

患者，女性，34 岁。孕 2 产 1，月经推迟 6 天，右下腹痛伴发热 3 天。平素月经规律，伴有痛经史。

20. 根据患者的临床表现，应重点检查的部位为（　）。
A. 肝外胆管
B. 胆囊
C. 胰
D. 阑尾区
E. 肾及输尿管
F. 子宫及附件

21. 声像图表现为子宫形态饱满，58mm × 55mm × 51mm，内膜厚 11mm；左侧卵巢 28mm × 20mm，右侧卵巢显示不清，右侧附件区可见 52mm × 39mm 形态不规则无回声，内见较多分隔并充满点状中等回声，壁上血运略丰富；盆腔可见少量透声尚可的游离性积液，最大深度 2. 8cm。根据以上声像图表现，右侧附件区占位不能排除的诊断包括（　）。
A. 宫外孕破裂
B. 浆膜下子宫肌瘤
C. 右侧附件区炎性包块
D. 右侧附件巧克力囊肿
E. 右侧卵巢黄体囊肿破裂
F. 右侧附件恶性肿瘤

22. 为明确诊断，必要的实验室检查有（　）。
A. 血常规
B. 尿常规
C. 血 hCG
D. 血 AFP
E. 血 CA125
F. 抗子宫内膜抗体

23. 实验室检查：血 hCG（-），CA125 略高于正常，首选检查可考虑（　）。
A. 腹部 X 线片

B. 盆腔 CT
C. 盆腔 MRI
D. 超声引导下对右侧附件囊性包块进行诊断性穿刺抽吸
E. 超声引导下对占位病变进行穿刺活检
F. 腹腔镜

(24~27 题共用题干)

患者，女性，34 岁。感冒后发现咽痛，颈前部肿大、疼痛，低热。

24. 根据患者的临床表现，最可能的诊断是（　）。
A. 上呼吸道感染
B. 扁桃体炎
C. 肺炎
D. 慢性甲状腺炎
E. 亚急性甲状腺炎

25. 如需要进一步检查，可选择以下哪项（　）。
A. 血、尿常规
B. X 线
C. 超声
D. 放射性核素显像
E. CT

26. 若血常规检查结果为白细胞增多，红细胞沉降率快；尿常规阴性，超声显示甲状腺中度肿大，回声减低，最可能的病症是（　）。
A. 结节性甲状腺肿
B. 原发性甲亢
C. 甲状腺腺瘤
D. 亚急性甲状腺炎
E. 慢性甲状腺炎

27. 若临床诊断为亚急性甲状腺炎，其症状还包括（　）。
A. 无其他症状
B. 甲状腺功能亢进症状
C. 甲状腺功能减低症状
D. 可以出现甲亢，也可以出现甲减
E. 慢性甲状腺炎症状

(28~31 题共用题干)

患儿，男，6 岁。自幼右侧阴囊空虚，同侧腹股沟触及肿物，站立位进入阴囊，平卧位缩至腹股沟。

28. 根据患者的临床表现，应考虑的疾病为（　）。
A. 精索鞘膜积液
B. 腹股沟直疝
C. 腹股沟斜疝
D. 回缩睾丸
E. 滑行睾丸
F. 隐睾

29. 可选择的检查方法有（　）。
A. 盆腔 X 线片
B. 超声
C. X 线静脉造影
D. CT
E. MRI
F. 腹腔镜检查

30. 超声可见腹股沟肿物呈椭圆形，1.4cm × 0.9cm × 0.8cm 大小，表面光滑，内部回声均匀，可见少量血流信号。最可能的诊断为（　）。
A. 腹股沟斜疝
B. 腹股沟直疝
C. 腹股沟淋巴结肿大
D. 回缩睾丸
E. 滑行睾丸
F. 隐睾

31. 可选择的治疗方法有（　）。
A. 抗生素治疗

B. 绒毛膜促性腺激素治疗
C. 手术切除肿物
D. 睾丸下降固定术
E. 疝修补术
F. 促性腺激素释放激素治疗

（32~36 题共用题干）

患者，女性，51 岁。突发左小腿疼痛、无力 1 天。

32. 根据患者的临床表现，应该考虑到的疾病有（　）。
A. 急性动脉栓塞
B. 急性深静脉血栓
C. 下肢静脉曲张
D. 急性蜂窝织炎
E. 急性淋巴管炎
F. 动脉硬化闭塞症

33. 患者有风湿性心脏病左房室瓣狭窄病史 30 年。查体：左小腿皮温低，左侧足背动脉搏动未触及。对患者左下肢进行超声检查，可能出现的声像图表现有（　）。
A. 动脉腔内实性等回声物充填
B. 动脉腔内不可见血流信号
C. 动脉管壁可见多发斑块形成
D. 静脉腔扩张
E. 静脉腔内未见血流信号
F. 挤压下肢远端可见静脉反流

34. 声像图结果为左侧腘动脉腔内可见实性等回声物充填；彩色多普勒结果为管腔内未见血流。最利于诊断和定位的检查方法是（　）。
A. 皮温测定
B. X 线
C. CT
D. MRI
E. 超声
F. 动脉造影

35. 患者起病急骤，既往无明显下肢缺血症状，可能性最大的诊断是（　）。
A. 急性动脉栓塞
B. 急性深静脉血栓
C. 下肢静脉曲张
D. 急性蜂窝织炎
E. 急性淋巴管炎
F. 动脉硬化闭塞症

36. 假设已经明确诊断为左侧腘动脉急性栓塞。患者一般情况较好，发病时间 <12 小时，正确的治疗措施有（　）。
A. Fogarty 气囊导管取栓术
B. 动脉切开取栓
C. 术前、术后均须抗凝治疗
D. 术后局部冷敷，避免组织代谢增高
E. 术后应注意纠正酸中毒和高血钾
F. 可以保守治疗

（37~40 题共用题干）

患者，女性，62 岁。右下肢水肿、胀痛 5 天。

37. 根据患者的临床表现，可能的诊断有（　）。
A. 骨折
B. 脓肿
C. 动静脉瘘
D. 深静脉血栓
E. 蜂窝织炎
F. 腘窝囊肿

38. 右下肢浅静脉超声：右侧大隐静脉管径明显增大，Valsalva 动作时可见反流，超声检查提示（　）。
A. 动脉硬化闭塞症
B. 急性动脉栓塞
C. 急性深静脉血栓

D. 大隐静脉曲张
E. 急性蜂窝织炎
F. 急性淋巴管炎

39. 患者有长期卧床病史。右下肢深静脉超声：右侧股浅动、静脉长轴切面灰阶图像可见股浅静脉内实性回声；彩色多普勒图像见股浅静脉内无血流信号，探头加压后股浅静脉管腔不消失。结合上述超声表现，以下叙述正确的是（　）。
A. 右侧股浅静脉血栓形成
B. 右侧大隐静脉曲张
C. 股浅静脉血栓继发大隐静脉曲张
D. 应检查穿支静脉
E. 大隐静脉曲张继发股浅静脉血栓
F. 不应用力压血栓头部

40. 患者突然出现呼吸困难、胸痛，应进行的检查或治疗为（　）。
A. CT 肺动脉造影
B. 吸氧
C. CT
D. 口服抗凝药
E. 应用低分子肝素
F. 应用纤维蛋白溶解药

（41～45 题共用题干）

患者，男性，41 岁。乙型肝炎病史 10 余年，自述乏力、消瘦、腹胀不适。化验检查：AFP 升高。超声综合描述：肝回声明显不均，有结节感，部分结节融合，肝中裂增宽，肝中静脉增宽，其达下腔静脉内未见透声，可见中等回声；CDFI：内未见血流信号。

41. 超声提示（　）。
A. 肝硬化肝中静脉增宽
B. 肝弥漫性不均改变、肝中静脉增宽并血栓形成
C. 肝弥漫性结节性肝癌
D. 肝中静脉、下腔静脉螺纹和条纹标志
E. 肝中静脉、下腔静脉癌栓形成

42. 下腔静脉的主要属支有（　）。
A. 髂总静脉、肾静脉、肝静脉
B. 髂总静脉、肝静脉、脾静脉
C. 髂总静脉、门静脉、肠系膜下静脉
D. 髂总静脉、肠系膜上静脉、肠系膜下静脉
E. 髂总静脉、门静脉、肾静脉

43. 以下哪条血管位于下腔静脉后方（　）。
A. 右肾静脉
B. 左肾静脉
C. 右肾动脉
D. 左肾动脉
E. 脾静脉

44. 患者在下列何种情况下无法减弱下腔静脉的搏动（　）。
A. 取交替坐位和站立
B. 在深呼气时屏气
C. 站立绕行 5 分钟
D. 做 Valsalva 动作
E. 浅呼吸

45. 若出现下腔静脉阻塞，对于患者的超声显像叙述正确的是（　）。
A. 两侧髂静脉闭塞，有彩色血流显示
B. 一般情况下不可见腹主动脉的彩色血流
C. 下腔静脉周围有实质性高回声肿块
D. 于阻塞处近端，下腔静脉出现彩色血流中断改变
E. 下腔静脉无血流信号或彩色血流变细、变扁

参考答案

一、单选题

1. E	2. D	3. A	4. B	5. C	6. D	7. A	8. E	9. D	10. D
11. B	12. D	13. D	14. B	15. E	16. D	17. C	18. D	19. A	20. B
21. B	22. D	23. A	24. A	25. E	26. E	27. D	28. D	29. B	30. D
31. B	32. D	33. E	34. D	35. C					

二、多选题

1. BCE	2. BE	3. CE	4. ACE	5. BDE
6. BD	7. CD	8. ACDE	9. ACE	10. DE
11. ADE	12. ABCE	13. AB	14. ABCDE	15. BC
16. ABCE	17. ABDE	18. BCE	19. ADE	20. AD

三、案例分析题

1. CDE	2. E	3. CD	4. ABE	5. ABD
6. ABDF	7. ACD	8. ABCEF	9. CDEF	10. ACDEF
11. BDE	12. A	13. BE	14. AC	15. ACDEG
16. ABDFG	17. BFG	18. ABDFG	19. ABFG	20. DEF
21. ACDEF	22. ACE	23. D	24. ABE	25. ABCD
26. D	27. BCD	28. CE	29. BEF	30. E
31. BDF	32. ABF	33. ACDE	34. F	35. A
36. ABCDE	37. BCDEF	38. D	39. ABCDF	40. ABDEF
41. CE	42. A	43. C	44. ABCE	45. ADE

高级卫生专业技术资格考试用书
超声医学模拟试卷（三）

中国协和医科大学出版社
北　京

模拟试卷（三）

一、单选题（以下每道考题有5个备选答案，请选择1个最佳答案）

1. 下列关于超声波的叙述错误的是（　）。
   A. 超声波在人体组织中的平均声速是1540m/s
   B. 如果掌握了声速与温度的关系，可以用超声波测量体内的温度
   C. 频率 > 20000Hz（20kHz）的声波称为超声波
   D. 根据公式 $c = f \times \lambda$，超声波在人体组织中的传播速度与声波频率有关
   E. 超声波在人体组织中的传播速度与温度有关

2. 为避免混叠，脉冲重复频率至少应该是最高多普勒频移的（　）倍。
   A. 1
   B. 2
   C. 3
   D. 4
   E. 5

3. 频谱多普勒超声检测到零基线以上的血流频谱，表明血流是（　）。
   A. 背离探头的动脉血流
   B. 反向的静脉血流
   C. 流向探头的血流
   D. 反向的动脉血流
   E. 背离探头的静脉血流

4. 肠系膜上静脉在（　）上显示最清楚。
   A. 横切面
   B. 斜切面
   C. 旁矢状切面
   D. 纵切面
   E. 冠状断面

5. 肺动脉瓣血流的多普勒频谱的特点是（　）。
   A. 舒张期出现，双峰形状，正向
   B. 收缩期正向，双峰，舒张期负向，波峰圆钝
   C. 收缩期为正向，舒张期为负向，尖峰形状
   D. 收缩中期出现，负向，尖峰形状
   E. 持续全收缩期，负向，正弦波形状

6. 超声引导下经皮射频消融治疗肾癌的最常见并发症是（　）。
   A. 出血
   B. 尿路梗阻
   C. 输尿管狭窄，尿瘘，肠道损伤
   D. 皮肤针道转移
   E. 冠状动脉疾病

7. 容积探头晶体作快速扇扫或旋转扫查，处理器进行快速三维重建，获得动态三维图像，这种成像方法叫作（　）。
   A. 镜面成像
   B. 透明成像
   C. 准四维成像
   D. 四维成像
   E. 矩阵探头成像

8. 正常二尖瓣口面积为（　）。
   A. $1 \sim 2cm^2$

B. 2~3cm^2
C. 3~5cm^2
D. 4~6cm^2
E. 6~8cm^2

9. 临床上评价舒张功能的“金标准”是（ ）。
A. 等容舒张时间
B. 左房室瓣口血流频谱
C. 左房室瓣环运动速度
D. 心导管所测参数
E. 肺静脉频谱

10. 以下对肥厚型梗阻性心肌病超声所见，叙述错误的是（ ）。
A. 主动脉瓣收缩中期部分关闭
B. 心室壁呈弥漫性向心性肥厚
C. 左室后壁增厚，增厚程度小于室间隔
D. 室间隔明显增厚
E. 室间隔厚径与左室后壁厚径比值>1.5

11. 以下对真性动脉瘤的超声特点，叙述错误的是（ ）。
A. 病变动脉段呈梭形或囊状扩张
B. 动脉外侧出现无回声包块
C. 瘤壁上可附着血栓
D. 彩色多普勒可见动脉瘤膨大部位有红蓝两半的旋流或涡流
E. 远端动脉流速减慢

12. 干下型室间隔缺损在二维超声显像检查时的表现有（ ）。
A. 右心房扩大
B. 肺动脉变窄
C. 胸骨左缘右室流出道长轴切面上显示室缺位于肺动脉瓣下
D. 心尖五心腔切面图显示室缺在三尖瓣膈瓣下方
E. 显示主动脉骑跨

13. 用频谱多普勒测肺动脉高压的肺动脉血流的特点是（ ）。
A. 血流加速时间（AT）及射血时间（ET）延长，射血前时间（PEP）延长
B. AT、PEP 延长，ET 缩短
C. AT、ET 缩短，PEP 延长
D. AT、ET、PEP 均缩短
E. AT、ET 无变化，PEP 延长

14. 以下对正常壁层胸膜的声像图表现，叙述错误的是（ ）。
A. 为弧形明亮的细带状强回声
B. 正常状态下，测量实际厚度较困难
C. 可随呼吸移动
D. 其浅方为胸壁肌层回声
E. 其深方即为胸腔弱回声及含气肺强回声

15. 肝脏超声扫查的盲区主要发生在（ ）。
A. 右膈顶部、左外叶及右后下叶
B. 右膈顶部、左内叶及右后下叶
C. 右膈顶部、左外叶及右后上叶
D. 左外叶、右前上叶及右后上叶
E. 右后上叶、右后下叶及右前上叶

16. 下列有关胆道超声正常测值的叙述，正确的是（ ）。
A. 肝左管平均长 0.8cm
B. 胆囊长径一般不超过 9cm
C. 肝右管平均长 1.6cm
D. 胆囊壁厚度大于 0.3cm
E. 胆总管长 4 ~ 5cm

17. 进行胰腺超声检查的最佳体位是（ ）。
A. 俯卧
B. 侧卧
C. 仰卧
D. 直立
E. 坐位或半坐位

18. 正常前列腺的大小为（　）。
A. 3.0cm×2.0cm×1.0cm
B. 3.0cm×4.0cm×2.0cm
C. 4.0cm×4.0cm×2.0cm
D. 3.0cm×5.0cm×5.0cm
E. 4.0cm×3.0cm×2.0cm

19. 胃肠超声检查是指（　）。
A. 胃肠肿瘤的术中超声检查
B. 超声引导下穿刺活检术
C. 经腹壁胃肠超声检查
D. 内镜超声
E. 以上均正确

20. 关于腹膜后淋巴管囊肿的超声特征，叙述不正确的是（　）。
A. 多呈圆形或椭圆形
B. 可以分隔
C. 液体呈均匀的无回声
D. 囊壁较厚
E. 继发感染时，囊液可变得混浊

21. 经腹超声检测技术能显示胎心的时间是孕（　）。
A. 5~6 周
B. 6~7 周
C. 7~8 周
D. 8~9 周
E. 9~10 周

22. 能准确检测子宫内膜癌肌层浸润深度的检查方法是（　）。
A. 经腹超声检查
B. 经阴道超声检查
C. 经会阴超声检查
D. 分段诊刮检查
E. 宫腔镜检查

23. 关于卵巢黏液性囊腺癌的声像图表现，叙述错误的是（　）。
A. 呈多房结构
B. 囊肿表面光滑，呈圆形或椭圆形无回声
C. 增厚的囊壁可向周围浸润
D. 分隔不均匀性增厚
E. 经阴道彩超有助于早期发现肿瘤

24. 关于慢性输卵管积水的声像图表现，叙述不正确的是（　）。
A. 常无症状，多数患者因不孕症检查时发现
B. 常伴有盆腔粘连、盆腔积液
C. 附件区囊性肿块，呈腊肠状、弯曲长管状或盲袋状
D. 囊壁较厚呈不均质低回声，囊内呈无回声液性暗区
E. 多双侧发生

25. 不符合脐带特点的是（　）。
A. 脐带正常长度 30~70cm，平均直径 1.5~2.0cm
B. 脐动脉绕脐静脉呈螺旋状走行
C. 脐静脉绕脐动脉呈螺旋状走行
D. 超声无法测量脐带的长度
E. 由两条脐动脉、一条脐静脉组成

26. 属于早孕直接征象的超声表现是（　）。
A. 子宫增大
B. 子宫壁肌层内见暗区伴丰富血供
C. 双侧卵巢增大
D. 宫腔内见孕囊回声
E. 以上均不是

27. 宫内死胎声像图征象是：①头颅光环变形；②胎儿轮廓变形；③胎心胎动消失；④胎儿水肿（　）。
A. ①②
B. ③

C. ①②③

D. ①②③④

E. ②④

28. 临床表现和超声表现与葡萄胎无关的是（ ）。

A. 妊娠剧吐

B. 血清 β-hCG 升高

C. 阴道流血

D. 子宫小于妊娠月份

E. 阴道流出葡萄状水泡

29. 成人甲状腺正常超声测量值是（ ）。

A. 长径 3.0~4.0cm，宽径 1.5~2.0cm，厚径 0.5~1.0cm，峡部厚 <0.4cm

B. 长径 4.0~5.0cm，宽径 2.0cm，厚径 1.0~1.5cm，峡部厚≤0.4cm

C. 长径 5.0~6.0cm，宽径 2.5~3.0cm，厚径 1.5~2.0cm，峡部厚 >0.4cm

D. 长径 5.5~6.5cm，宽径 3.5~4.5cm，厚径 2.5~3.5cm，峡部厚≥0.5cm

E. 长径 4.0~5.0cm，宽径 2.5~3.0cm，厚径 0.5~1.0cm，峡部厚≤0.4cm

30. 超声生物显微镜检测扫查的眼前段结构包括（ ）。

A. 角膜、巩膜、前房、前房角、虹膜、睫状体、后房、周边玻璃体、晶状体和悬韧带

B. 角膜、前房、前房角、后房、晶状体和悬韧带

C. 角膜、巩膜、前房、前房角、虹膜、睫状体

D. 角膜、巩膜、前房、前房角

E. 角膜、巩膜、前房、虹膜、睫状体、后房

31. 患者，女性，44 岁。诊断为胆囊结石，需要手术。在进行术前超声检查时发现右肾下极包膜部分隆起，行多切面检查未发现明确占位性病变，根据临床症状及超声表现，最可能的诊断是（ ）。

A. 肾良性肿瘤

B. 肾错构瘤

C. 肾细胞癌

D. 分叶肾

E. 肾上腺皮质腺癌

32. 患者，女性，65 岁。自述患乙肝、肝硬化 10 年余。临床化验检查：CEA、AFP 均明显升高。超声综合描述：肝脏表面不平，实质回声粗糙不均，肝右叶可见 3.1cm × 3.2cm 圆形低回声区，边界清晰，内回声欠均，CDFI 内见较丰富血流信号，为动脉波形，门静脉 1.4cm，为向肝血流，血流通畅。射频消融治疗后 3 天，肝右叶由低回声区逐渐增强，周边缩瘪样改变，CDFI 内未见血流信号，周边可见散在点状血流信号。超声提示（ ）。

A. 原发性肝癌；射频消融后肿瘤血管未灭活

B. 原发性肝癌；射频消融后肿瘤周边血管灭活不彻底

C. 原发性肝癌；射频消融后肿瘤内血管灭活不彻底

D. 原发性肝癌；射频消融后肿瘤血管灭活

E. 转移性肝癌；射频消融后肿瘤周边血管灭活不彻底

33. 孕妇，30 岁。孕 14 周时进行了颈项透明层的检查，此时头臀长（ ）。

A. 3~8mm

B. 5~14mm

C. 20~28mm

D. 30~43mm

E. 45~84mm

34. 患者，女性，49 岁。白细胞、中性粒细胞增高，下腹有压痛，白带增多，超声检查见盆腔囊性肿块，根据临床症状及超声表现，最可能的诊断是（　）。
  A. 宫颈糜烂
  B. 盆腔脓肿
  C. 结核性盆腔炎
  D. 慢性盆腔炎
  E. 急性附件炎

35. 患者，男性，35 岁。查体时发现腮腺囊肿，其超声表现叙述错误的是（　）。
  A. 边缘整齐、界限清楚
  B. 内为无回声区
  C. 形态欠规则
  D. 多呈圆形
  E. 后方回声增强

二、多选题（以下每道考题有 5 个备选答案，每题至少有 2 个正确答案）

1. 超声的 3 个基本物理量为（　）。
  A. 波长
  B. 频率
  C. 声阻抗
  D. 声速
  E. 声密度

2. 对超声仪的安置和工作环境要求，叙述不正确的是（　）。
  A. 远离高频电场、磁场
  B. 可以放置于高温环境
  C. 主机应避免阳光直射，监视器则无此要求
  D. 由于有内在保护，频繁停电对仪器影响不明显
  E. 搬运整机时注意防震

3. 以下会影响超声造影回声强度的是（　）。
  A. 微颗粒大小
  B. 血液酸碱度
  C. 红细胞浓度
  D. 微气泡大小
  E. 发射超声功率

4. 三维超声比二维超声的优势在于（　）。
  A. 可观察病变的三维形状
  B. 可从多角度观察被检测部位
  C. 图像清晰度更高
  D. 结构的邻接关系更清楚
  E. 检查时间更短

5. 二尖瓣狭窄的 M 型超声心动图变化为（　）。
  A. 二尖瓣前叶、后叶呈同向运动，其特异性弱
  B. 二尖瓣曲线增厚，回声增强
  C. 二尖瓣前叶 EF 斜率升高
  D. 左心房扩大，合并心房颤动者可见左心房附壁血栓
  E. 二尖瓣前叶呈城墙样改变

6. 心脏三维成像的结构成像与表面成像的共同点在于均可（　）。
  A. 观察解剖结构病变
  B. 实时成像
  C. 显示心壁
  D. 测心功能
  E. 观察心内血流

7. 单心室的超声心动图表现为（　）。
  A. 单心室腔内的血液只进入主动脉
  B. 单心室腔内的血液只进入肺动脉

C. 单心室腔内的血液进入两大动脉
D. 单心室腔内的动静脉血流混为一体
E. 双心房的血流均进入单一心室腔

8. 有关原发性肝癌的声像描述错误的是（　）。
A. 少数可有肝硬化的病史
B. 癌肿可为低回声、中等回声或强回声
C. 门静脉内可有实性结构回声
D. 瘤体外周多绕有低回声
E. 多普勒超声可显示瘤体内高速低阻动脉血流频谱

9. 副脾的超声声像图特点包括（　）。
A. 内部回声明显低于脾
B. 内部回声与脾一致
C. 多呈圆形或椭圆形
D. 多位于脾门处
E. 无脾血管与其相连

10. 前列腺增生的后尿道超声改变包括（　）。
A. 尿道内口移位：前移、后移或上移
B. 后尿道延长不超过 2cm
C. 后尿道曲度改变
D. 排尿期后尿道呈漏斗样改变
E. 排尿期尿道腔变细、不规则状或局部有隆起

11. 急性阑尾炎超声特点是（　）。
A. 阑尾的内径多小于 0. 3cm
B. 增粗的阑尾呈带状高回声
C. 异常阑尾周围的局限性积液
D. 扩张的阑尾腔内显示积液
E. 病变的阑尾壁多无异常改变

12. 成熟卵泡超声特点是（　）。
A. 卵泡最大直径不超过 20mm
B. 卵泡外形饱满呈圆形或椭圆形
C. 卵泡位置移向卵巢表面
D. 卵泡最大直径 <17mm
E. 卵泡常被卵巢组织覆盖

13. 宫角妊娠的超声声像图表现是（　）。
A. 子宫内膜增厚
B. 子宫正中矢状切面未见妊娠囊
C. 横切面胎囊偏于宫腔一侧
D. 妊娠囊周边可见蜕膜环绕，呈双环征
E. 妊娠囊周边可见肌层回声环绕

14. 关于卵巢转移癌的叙述正确的是（　）。
A. 癌灶多来自胃肠道、乳腺等
B. 多双侧发生
C. 原发于胃肠道的卵巢转移癌又称库肯勃瘤
D. 病灶内不会出现黏液样囊性区
E. 瘤内有出血、坏死时，局部出现不规则无回声区

15. 不属于羊水过多常出现的并发症是（　）。
A. 呼吸系统畸形
B. 消化系统畸形
C. 循环系统畸形
D. 泌尿系统畸形
E. 神经系统畸形

16. 羊膜带综合征声像图表现为（　）。
A. 常合并羊水过多
B. 胎儿胎动多受限制
C. 羊水中可见一由绒毛膜板发生的漂浮的带状回声，且与胎儿身体某部附贴或相连
D. 常合并羊水过少
E. 羊膜带综合征常并发多种畸形

17. 关于甲状腺结节核素显像结果分析正确

的是（ ）。

A. 单个“热结节”常提示为高功能腺瘤

B. 甲状腺癌也可表现为“温结节”

C. 甲状腺癌大多为“冷结节”

D. 凡“冷结节”都是甲状腺癌

E. 甲状腺腺瘤可表现为“温结节”

18. 以下关于腮腺炎的声像图表现，叙述不正确的是（ ）。

A. 星状回声并有血流信号减少

B. 急性期轮廓不清，呈低回声

C. 腮腺血流信号增多

D. 慢性期界限清晰，呈强回声

E. 斑点状强回声，大多不伴声影

19. 以下关于精索静脉曲张的超声检查，叙述正确的是（ ）。

A. 99% 发生在左侧

B. 精索静脉宽度 <2mm

C. 患者站立位检查更佳

D. 精索静脉内径≥3mm

E. 精索鞘膜积液

20. 对软组织肿物进行超声检查的要点包括（ ）。

A. 选用高频探头

B. 扫查过程中注意加压

C. 无须对比扫查

D. 无需动态观察

E. 结合彩色多普勒血流成像检查

三、案例分析题（每个案例至少有 3 个提问，每个提问有多个备选答案，其中正确答案有 1 个或多个）

（1~5 题共用题干）

患者，男性，41 岁。右侧肢体无力伴间断眩晕 1 个月余。颈动脉超声：颈总动脉外径明显增宽扩张，管腔内线状膜样结构随血流搏动。

1. 根据患者的临床表现，最可能的诊断是（ ）。

A. 颈动脉内异物

B. 颈动脉血栓脱落

C. 颈动脉肌纤维发育不良

D. 颈动脉真性动脉瘤

E. 颈动脉假性动脉瘤

F. 颈动脉夹层动脉瘤

G. 颈动脉体瘤

2. 根据临床体征分析颈总动脉夹层动脉瘤造成的血管狭窄程度为（ ）。

A. 0~49%

B. 50%~69%

C. 70%~89%

D. 70%~99%

E. 80%~99%

F. 100%

3. TCD：左侧大脑中、前动脉血流速度明显减低，左侧大脑中动脉 PI = 0.68，压迫右侧颈总动脉时无血流变化，左侧大脑后动脉血流速度升高，左侧眼动脉血流速度减低伴低搏动性改变；右侧大脑前动脉血流速度相对升高，大脑中动脉、大脑后动脉血流速度正常，右侧大脑中动脉 PI = 0.89，右侧眼动脉血流速度频谱正常。以下关于其侧支循环的判断正确的有（ ）。

A. 左侧颈内–外动脉侧支开放

B. 左侧颈内–外动脉侧支未开放

C. 前交通支开放（左侧向右侧供血）

D. 前交通支开放（右侧向左侧供血）

E. 左后交通支开放
F. 右后交通支开放
G. 右后交通支未开放
H. 右侧大脑前动脉狭窄
I. 右侧大脑前动脉流速升高考虑为代偿

4. 导致该患者眩晕的最常见的超声检查异常有（　）。
A. 右侧颈内动脉重度狭窄
B. 右侧颈外动脉重度狭窄
C. 无名动脉夹层动脉瘤并右侧锁骨下动脉重度狭窄
D. 右侧锁骨下动脉夹层动脉瘤
E. 双侧大脑后动脉狭窄
F. 右侧椎动脉重度狭窄

5. 患者行颈动脉支架术后 1 周，临床症状基本消失。复查超声：颈总动脉双腔结构消失，血流速度恢复正常。TCD 检查颅内动脉血流可能出现的变化有（　）。
A. 左侧眼动脉血流速度及频谱恢复正常
B. 右侧眼动脉血流方向逆转
C. 左侧大脑前动脉血流速度正常
D. 右侧大脑前动脉血流速度恢复正常
E. 右侧大脑前动脉血流速度较术前下降
F. 左侧大脑中动脉血流速度较术前改善，搏动指数与健侧一致
G. 右侧大脑中动脉血流速度较术前下降
H. 左侧大脑后动脉血流速度恢复正常

(6~8 题共用题干)

患者，男性，39 岁。临床诊断为先天性主动脉弓异常。

6. 为明确诊断，最有利于显示病变的透声窗是（　）。
A. 胸骨体
B. 胸骨上窝
C. 胸骨左缘
D. 胸骨右缘
E. 心尖部
F. 肋下

7. 如果超声诊断为主动脉弓离断 B 型，以下叙述正确的有（　）。
A. 主动脉弓以下为盲端，无降主动脉连接，盲端处为纤维组织强回声
B. 与升主动脉连接的有无名动脉、左颈总动脉、左锁骨下动脉 3 支大动脉
C. 左锁骨下动脉不起始于升主动脉，而起始于降主动脉
D. 升主动脉正常的上升弧度消失，几乎直接垂直向上延伸，并发出右头臂动脉
E. 合并动脉导管未闭
F. 升主动脉与降主动脉间无血流通过

8. 如果诊断为主动脉缩窄，以下叙述正确的有（　）。
A. 约 95% 以上的狭窄发生在胸降主动脉尾部
B. 胸骨上窝主动脉弓长轴降主动脉起始部内径局限性缩小，该处管壁增厚，回声增强
C. 下肢血压超过上肢血压
D. 均合并存在动脉导管未闭
E. CDFI 见缩窄部位血流束明显变细，色彩明亮，呈五彩镶嵌状
F. 频谱多普勒在狭窄部记录到收缩期高速射流频谱，速度 >200cm/s
G. 可呈隔膜样狭窄

(9~14 题共用题干)

患者，女性，41 岁。劳累性呼吸困难进行性加重、乏力、气短，时有咯血。听诊心尖区有舒张期隆隆样杂音，临床诊断为风心病二尖瓣狭窄。

9. 正常二尖瓣的频谱特点是（　）。
A. 双峰

B. 正向
C. 窄带
D. 双峰、正向、收缩期出现
E. 单峰、正向、收缩期出现
F. 单峰
G. 舒张期出现
H. 负向

10. 超声心动图表现有（　）。
A. 左房内收缩期见蓝色花彩血流
B. 舒张期二尖瓣口见红色花彩血流
C. 二尖瓣前叶呈城墙样改变
D. SAM 现象
E. 二尖瓣舒张期震颤波
F. 二尖瓣口舒张期血流速度增快
G. 左房内舒张期见蓝色花彩血流

11. 二尖瓣的改变包括（　）。
A. 二尖瓣增厚，反光强
B. 二尖瓣有钙化
C. 二尖瓣城墙样改变
D. 二尖瓣前后叶同向运动
E. 二尖瓣吊床样改变
F. 二尖瓣前后叶反向运动
G. 二尖瓣前后叶粘连

12. 左房血栓超声特点为（　）。
A. 多层状回声
B. 形状不规则
C. 无蒂
D. 基底部宽
E. 活动度大
F. 活动度小
G. 有蒂

13. 左房血栓与左房黏液瘤相鉴别，左房黏液瘤诊断特点包括（　）。
A. 有蒂
B. 二尖瓣前后叶反向运动
C. 无蒂
D. 基底部宽
E. 活动度大
F. 活动度小
G. 二尖瓣前后叶同向运动

14. 患者进行了二尖瓣人工瓣置换术，术后 3 天行超声心动图检查，检查中需要观察和测量的内容包括（　）。
A. 人工瓣的形态和位置
B. 人工瓣的大小变化
C. 人工瓣的开闭情况
D. 人工瓣瓣口流速及是否有关闭不全
E. 是否存在瓣周瘘

（15~19 题共用题干）

患者，女性，56 岁。右上腹痛和压痛，体温 39.1℃，申请腹部超声检查。

15. 根据患者的临床表现，应该特别注意检查的脏器是（　）。
A. 肝
B. 胆囊
C. 肾
D. 肠道
E. 肺
F. 阑尾

16. 超声检查可见右肝斜径 143mm，右前叶上段近膈肌可见 43mm × 47mm 的低回声占位，边界模糊，内部回声欠均匀，局部膈肌显示不清，其余肝实质回声稍增强；胆囊前后径 26mm，长径 56mm，胆囊壁厚 4mm，囊壁模糊，腔内可见 4mm 强光团。根据以上超声所见，该患者最可能患的疾病是（　）。
A. 胆囊炎
B. 肝包虫实变

C. 肝囊肿
D. 肝癌
E. 胆囊结石
F. 肝脓肿

17. 实验室检查：白细胞 $1.9\times10^9/L$，血糖 10.1mmol/L。3 天后复查超声可见：肝内低回声占位内出现不规则液性腔，根据以上超声所见，该患者最可能患的疾病是（ ）。
A. 肝囊肿合并感染
B. 肝内血肿感染
C. 肝脏恶性肿瘤液化
D. 肝转移癌中心液化坏死
E. 肝包虫囊肿感染
F. 肝脓肿

18. 此种疾病与肝脏恶性肿瘤合并液化并有发热的病例如何鉴别（ ）。
A. 前者声像图随时间而有明显改变是其重要特征
B. 前者实性部分呈低回声
C. 后者后方回声增强不如前者明显
D. 后者可有分隔
E. 后者实性部分呈强回声
F. 后者增厚的壁不规则，有结节样突起

19. 此种疾病可采取下列哪种治疗（ ）。
A. 抗炎
B. 化疗
C. 降血糖
D. 放疗
E. 手术开窗引流
F. 超声引导下置管引流

（20~24 题共用题干）

患者，男性，48 岁。突发右上腹痛半天。查体：T 37.5℃，P 75 次/分，BP 110/80mmHg；右上腹有深压痛，无肌紧张、反跳痛。

20. 根据患者的临床表现和体征，可能的诊断有（ ）。
A. 急性胆囊炎
B. 急性胰腺炎
C. 急性阑尾炎
D. 胃肠道穿孔
E. 胆管结石
F. 右侧输尿管结石

21. 为明确诊断应立即做的检查项目有（ ）。
A. 血常规
B. 血、尿淀粉酶
C. 血、尿胆红素
D. 腹部 X 线片
E. 腹部 B 型超声
F. 腹部 CT
G. 内镜逆行胰胆管造影
H. 经皮经肝胆管造影术

22. 血常规 WBC $11\times10^9/L$。住院后经抗炎、解痉治疗 1 天后，腹痛不缓解，T 38.6℃，BP 120/85mmHg，腹部轻度肌紧张，复查血常规 WBC $20\times10^9/L$。不应作为首选的治疗方案有（ ）。
A. 抗炎
B. 补液、胃肠减压
C. 胰腺坏死组织清除术
D. 急诊胆囊切除术
E. 急诊胆囊切除 + 胆总管探查术
F. 急诊胆囊造瘘术，二期手术切除胆囊

23. 术中发现胆总管变白，直径 13mm，可以采取的治疗措施是（ ）。
A. 胆囊切除术
B. 胆囊造瘘术

C. 胆管空肠吻合术
D. 胆囊切除 + 胆总管探查术
E. 胆总管剖开取石术
F. 胰头部分切除术

24. 术中发现胆总管下段结石，行胆总管剖开取石术。术后患者反复发热，复查B型超声：肝内胆管内强回声。可能发生的术后并发症有（ ）。
A. 肝内胆管凝血块
B. 肝内胆管结石
C. 肝内胆管沉积物
D. 肝内胆管积气
E. 肝内胆管周围产气杆菌感染形成脓肿
F. 胆囊周围炎性渗出
G. 多发性肝脓肿

（25~29 题共用题干）

患者，男性，38 岁。暴饮暴食后突发上腹部剧烈疼痛，伴恶心、呕吐。查体：急性面容，面色苍白，T 39℃，BP 80/60mmHg，腹部膨隆，腹肌紧张，有压痛和反跳痛，移动性浊音（-），实验室检查白细胞明显升高。

25. 根据患者的临床表现和相关检查，应首先考虑的疾病是（ ）。
A. 急性胆囊炎
B. 慢性胆囊炎
C. 急性胃炎
D. 急性膀胱炎
E. 急性胰腺炎
F. 慢性胰腺炎

26. 根据患者的临床表现，还应进一步检查的有（ ）。
A. 超声
B. 凝血时间
C. 血常规
D. 甲胎蛋白
E. 血、尿淀粉酶
F. 血培养

27. 若超声诊断为水肿型急性胰腺炎，其声像图表现为（ ）。
A. 胰腺弥漫性肿大
B. 脾静脉细窄
C. 胰腺萎缩
D. 胰腺后方的脾静脉及门静脉难以显示
E. 胰腺轮廓不清楚
F. 脾大
G. 胰腺实质回声减弱

28. 患者经过治疗后症状无减轻，且出现休克。超声检查发现腹胀明显，胰腺显示不清晰，后腹膜出现透声不良的液性回声，且有腹腔积液和胸腔积液。根据患者的临床表现和超声结果，最有可能发展为（ ）。
A. 胰腺结石
B. 胰腺癌
C. 胰腺萎缩
D. 腹腔结核
E. 出血坏死型胰腺炎
F. 急性肾炎

29. 该患者于治疗 1 个月后复查超声，发现出现胰腺假性囊肿，该病超声诊断的标准为（ ）。
A. 胰腺部位或附近出现圆形、椭圆形液性无回声
B. 胰管扩张 >8mm
C. 囊肿壁厚度 >1cm
D. 囊肿可单发也可多发或有分隔
E. 囊肿合并出血感染时，囊内可出现回声或有沉积物

F. 囊肿巨大时可挤压周围组织，使其受压移位
G. 胰腺实质回声减弱

（30~32 题共用题干）

患者，男性，17 岁。以反复出现血尿就诊，尿常规：红细胞（++），蛋白（+），超声检查所见：双肾大小形态正常，实质回声均匀，左肾静脉纵切图像可见左肾静脉远心端即腹主动脉与肠系膜上动脉左侧的左肾静脉明显扩张，位于腹主动脉和肠系膜上动脉之间的左肾静脉明显变窄。

30. 根据患者的临床表现，最可能的诊断是（ ）。
A. 肾小球肾炎
B. 胡桃夹综合征
C. 肾病综合征
D. 肾动脉狭窄
E. IgA 肾病

31. 此疾病的诊断标准是（ ）。
A. 反复性、发作性血尿或蛋白尿
B. 主动脉左侧方的左肾静脉直径比主动脉正前方的左肾静脉宽 20% 以上
C. 主动脉右侧方的左肾静脉直径比主动脉正前方的左肾静脉宽 20% 以上
D. 主动脉左侧方的左肾静脉直径比主动脉正前方的左肾静脉宽 50% 以上
E. 主动脉右侧方的左肾静脉直径比主动脉正前方的左肾静脉宽 50% 以上

32. 关于此疾病正确的叙述有（ ）。
A. 超声是诊断该病首选的无创性非侵袭性检查
B. 临床主要表现为反复性、发作性血尿或蛋白尿，常易误诊为肾小球肾炎
C. 尿红细胞形态为肾小球性
D. 多见于老年人群，以男性多见
E. 该病是指左肾静脉在腹主动脉和肠系膜上动脉间受机械性挤压后血流回流受阻引起的高压现象

（33~35 题共用题干）

患者，女性，29 岁。转移性右下腹痛伴低热半天。血白细胞轻度升高。服用解痉药及对症治疗无好转。12 小时后症状加重，高热，局部压痛、反跳痛明显，血白细胞显著升高。

33. 根据患者的临床表现，最可能的诊断是（ ）。
A. 胃炎
B. 急性胰腺炎
C. 急性肠炎
D. 急性化脓性阑尾炎
E. 慢性阑尾炎
F. 输尿管结石

34. 以下超声表现中不属于阑尾炎特征的是（ ）。
A. 阑尾区可见直径 0.5cm 的盲管样结构，壁厚 0.2cm
B. 阑尾区可见直径 1.2cm 的盲管样结构，壁厚 >0.3cm
C. 右下腹可见盲管样结构，管壁连续性中断
D. 盲管样结构内可见团块状强回声伴声影，周围伴无回声
E. 阑尾可以被压瘪，腔内可见气体样回声
F. 阑尾肿胀，加压时管腔不可压缩

35. 阑尾炎的间接超声征象不包括（ ）。
A. 周围多发肿大淋巴结
B. 周围腹水

C. 周围网膜样强回声包绕
D. 阑尾系膜脂肪增厚
E. 胸腔积液
F. 邻近肠管肠壁增厚

(36~39 题共用题干)

患者，女性，44 岁。头痛、恶心、呕吐 2 个月余，左侧腰部持续性胀痛 3 天，肉眼血尿 1 次。无嗳气反酸。实验室检查：尿 RBC 2~3 个/HP，便潜血（+），BUN 6.9mmol/L，余未见明显异常。

36. 根据患者的临床表现和相关检查，应考虑到的疾病有（　）。
A. 胃炎
B. 左肾结石
C. 肾积水
D. 慢性肾功能不全
E. 腹膜后纤维化
F. 左侧腰肌劳损

37. 为明确诊断应做的检查有（　）。
A. 腹部 X 线片
B. 腹部超声
C. 腹部 CT
D. 颅脑 CT
E. 腹部 MRI
F. 胃镜

38. 腹部超声：左侧输尿管扩张、左肾积水并腹主动脉周围环周性增厚的低回声。最可能的诊断是（　）。
A. 左侧输尿管结石
B. 多发性大动脉炎
C. 腹膜后纤维化
D. 腹主动脉瘤伴发血栓
E. 腹膜后神经源性肿瘤
F. 源于腹膜后组织的间质性肿瘤

39. 治疗措施有（　）。
A. 肾上腺皮质激素
B. 免疫抑制药
C. 三苯氧胺
D. 腹膜后肿瘤放射治疗
E. 他莫昔芬 + 肾上腺皮质激素
F. 输尿管单纯松解术
G. 经皮肾造口术或放置双 J 管内引流术
H. 体外碎石
I. 他莫昔芬

(40~42 题共用题干)

孕妇，28 岁。身体健康，入院进行孕期检查。

40. 早孕期可以观察到（　）。
A. 妊娠囊和卵黄囊
B. 胚胎/胎儿数目以及胎心搏动
C. 胎儿轻-中度短肢情况
D. 绒毛膜囊数和羊膜囊数
E. 孕妇子宫形态及其肌层、宫腔情况
F. 双侧附件

41. 颈部透明层的最佳检查时间在孕（　）。
A. 6~8 周
B. 10 周之前
C. 11^{+0}~13^{+6}周
D. 15~20 周
E. 20^{+1}~25^{+4}周

42. 以下关于中孕期检查，叙述正确的是（　）。
A. 中孕期最适合的检查时间是 24 孕周以后
B. 中孕期是检查胎儿解剖结构和筛查胎儿畸形的最佳时期
C. 中孕期检查可以观察胎儿大体解剖结构

D. 要求检查的胎儿解剖结构包括颅脑结构、颜面部、颈部、肺、心脏、腹腔脏器（肝、胆囊、胃肠道、肾、膀胱）、腹壁、脊柱、四肢（包括手和足）等

E. 可以通过胎儿多个标准切面实现中孕期的观察与检查，常用的超声切面有24~28个切面

F. 中孕期主要通过子宫系列纵切面、横切面观察妊娠囊情况

G. 中孕期不能对胎儿各个系统的重要解剖结构进行系统检查

（43~45题共用题干）

患者，男性，45岁。自觉左眼前固定黑影遮挡2天。眼科查体：眼前段未见异常；散瞳眼底检查可见视盘鼻侧视网膜隆起，视网膜灰白，表面血管形态正常。

43. 根据患者的临床表现，最可能的诊断是（　）。

A. 视网膜脱离

B. 脉络膜脱离

C. 脉络膜脱离型视网膜脱离

D. 玻璃体后脱离

E. 玻璃体内机化膜

F. 原始永存玻璃体增生症

44. 眼部二维超声：玻璃体内视盘鼻侧弧形条带状回声，分别与视盘及周边球壁回声相连，其下为无回声区，运动试验（+），后运动试验（-）。为明确诊断，还应该检查（　）。

A. 视力

B. 血常规

C. 视野

D. 眼部X线片

E. 眼部CT

F. 彩色多普勒血流成像

45. CDFI：带状回声上可见与视网膜中央动脉相延续的血流信号，频谱为动脉与静脉伴行的血流频谱。眼部CT：眼环内可见带状中密度影，最有可能的诊断为（　）。

A. 视网膜脱离

B. 脉络膜脱离

C. 脉络膜脱离型视网膜脱离

D. 玻璃体后脱离

E. 玻璃体内机化膜

F. 原始永存玻璃体增生症

参考答案

一、单选题

1. D	2. B	3. C	4. D	5. E	6. A	7. C	8. D	9. D	10. B
11. B	12. C	13. C	14. C	15. A	16. B	17. C	18. B	19. E	20. D
21. C	22. B	23. B	24. D	25. C	26. D	27. D	28. D	29. B	30. A
31. D	32. D	33. E	34. B	35. C					

二、多选题

1. ABD	2. BCD	3. DE	4. ABD	5. BDE
6. ABC	7. CDE	8. AE	9. BCD	10. ACDE
11. CD	12. BC	13. ABCE	14. ABCE	15. ACD
16. BCDE	17. ABCE	18. AE	19. ACD	20. ABE

三、案例分析题

1. F	2. D	3. AEGI	4. CDF	5. ACDFH
6. B	7. ACEF	8. BEFG	9. ABCG	10. BCF
11. ABCDG	12. ABCDF	13. ABE	14. ACDE	15. AB
16. ADEF	17. F	18. ACF	19. ACEF	20. ABCE
21. ABCE	22. ABCEF	23. D	24. ACD	25. E
26. ACE	27. ABDEG	28. E	29. ADEF	30. B
31. D	32. ABE	33. D	34. AE	35. ABC
36. BCEF	37. ABCDE	38. C	39. ABCEFGI	40. ABDEF
41. C	42. BD	43. A	44. EF	45. A

高级卫生专业技术资格考试用书
超声医学模拟试卷（四）

中国协和医科大学出版社
北　京

模拟试卷（四）

一、单选题（以下每道考题有5个备选答案，请选择1个最佳答案）

1. 超声波发生的机制是（　）。
   A. 换能器的压电效应
   B. 换能器的磁效应
   C. 换能器的热效应
   D. 换能器的逆压电效应
   E. 换能器向人体发送电信号

2. 人体组织与体液中最能使声衰减程度加重的是（　）。
   A. 胆汁
   B. 血液
   C. 脂肪
   D. 钙质
   E. 胶原纤维

3. 观察不同器官和部位彩色多普勒血流信号，以下选项不妥的是（　）。
   A. 甲状腺：7MHz
   B. 乳腺：7~10MHz
   C. 周围血管：2.5~3.5MHz
   D. 成人肝内门静脉：3.5MHz
   E. 心脏、大血管：2.5MHz

4. 眼部静脉出现动脉化血流是超声诊断颈动脉海绵窦瘘的主要依据，发生这种变化的静脉是（　）。
   A. 涡静脉
   B. 内眦静脉
   C. 眼上静脉
   D. 眼下静脉
   E. 视网膜中央静脉

5. 以下关于胃壁的测量，正确的叙述是（　）。
   A. 肌层为强回声
   B. 浆膜层为弱回声
   C. 胃壁厚度的平均值为6mm
   D. 超声可显示胃壁的4层结构
   E. 最内层为强回声，代表黏膜层回声

6. 当大血管转位时，根据以下哪项可确定右心室（　）。
   A. 腔径较小
   B. 心室壁较薄
   C. 腔内有节制索
   D. 与肺动脉相连接
   E. 与右心房相连接

7. 背向散射回声强度的射频测定在超声造影技术上的用途是（　）。
   A. 增大血流量
   B. 加大血流速度
   C. 增强超声造影效果
   D. 消除超声造影的副作用
   E. 用于定量评价超声造影效果

8. 心内膜垫缺损有许多名称，但不能称为（　）。
   A. 房室管畸形
   B. 原发孔缺损
   C. 继发孔缺损
   D. 共同房室通道
   E. 房室间隔缺损

9. 正常二尖瓣血流形式及成人平均流速为

(　)。

A. 层流，平均流速为0.9m/s
B. 湍流，平均流速为0.9m/s
C. 涡流，平均流速为1.3m/s
D. 层流，平均流速为1.5m/s
E. 射流，平均流速为1.5m/s

10. 关于心脏在胸腔中的位置，叙述正确的是（　）。
A. 位于胸腔中央
B. 全部位于身体中线的左侧
C. 全部位于身体中线的右侧
D. 2/3位于身体中线的左侧，1/3位于右侧
E. 2/3位于身体中线的右侧，1/3位于左侧

11. 前列腺癌最确切的诊断方法是（　）。
A. 经直肠前列腺超声检查
B. 前列腺增强超声造影
C. CT检查
D. MRI检查
E. 前列腺活检病理学检查

12. 彩色多普勒血流显像诊断二尖瓣狭窄的主要依据是（　）。
A. 左房扩大
B. 右室扩大
C. 二尖瓣增厚
D. 二尖瓣纤维化或钙化
E. 从左房向左室的舒张期射流及瓣口左室侧的血流会聚区

13. 肾脏超声检查常用的频率是（　）。
A. 1.0~2.0MHz
B. 1.5~2.5MHz
C. 3.0~4.0MHz
D. 3.5~5.0MHz
E. 7.5~12.0MHz

14. 肝囊肿合并感染时，超声下与下面哪种疾病不易鉴别（　）。
A. 肝脓肿
B. 肝血管瘤
C. 肝细胞癌
D. 肝局灶性结节性增生
E. 肝转移癌

15. 关于三尖瓣下移畸形，以下叙述哪项是错误的（　）。
A. 三尖瓣关闭受限
B. 三尖瓣开放受限
C. 固有右心房与房化右心室构成一巨大右心房腔
D. 固有右心房与房化右心室功能不一致，后者可有收缩性
E. 真正的功能右心室萎缩，内腔变小

16. 在肾囊肿与肾积水鉴别诊断中，不支持后者的超声表现是（　）。
A. 液性区与输尿管积液相通
B. 较大的囊状结构边缘有伸入的不完全分隔
C. 多个液性区不连通
D. 多个液性区可相通
E. 液性区有漏斗状突起

17. 声波在进入不同介质时发生角度改变，该改变的角度称为（　）。
A. 偏角
B. 反射角
C. 衍射角
D. 折射角
E. 临界角

18. 检测主动脉瓣狭窄病变跨瓣压差的最佳方法是（　）。
A. 心尖四腔切面上应用连续波多普

勒法

B. 心尖五腔切面上应用脉冲多普勒法和连续波多普勒法

C. 胸骨上凹主动脉短轴切面上应用脉冲波多普勒法

D. 左心室长轴切面上应用连续波多普勒法

E. 胸骨上凹主动脉弓长轴切面上应用脉冲多普勒法

19. 关于多普勒频移的叙述，正确的是（　）。

A. 与血流速度成正比

B. 与声束和血流方向间夹角的余弦函数成反比

C. 与探头发射频率成反比

D. 与声速成正比

E. 为了获得最大多普勒频移，应使声束和血流方向尽可能地垂直

20. 以下哪项是造成彩色信号闪烁伪像的原因（　）。

A. 深呼吸

B. 增益太低

C. 高通滤波

D. 高速标尺

E. 移动零位基线

21. 关于囊肿声像图表现，以下哪项是错误的（　）。

A. 边界整齐，呈圆形或椭圆形

B. 外形光滑

C. 内部均为无回声

D. 后方回声增强

E. 可有侧边声影

22. 内部混响彗星尾征在以下哪种情况下出现（　）。

A. 超声束垂直于胸壁和肺表面引起多次内部混响

B. 超声束垂直于腹壁引起内部混响

C. 超声束在器官组织的异物内来回反射

D. 超声束垂直射入骨膜和骨表面

E. 超声束射向肩关节软骨和骨表面时，在软骨内部来回反射

23. 腹主动脉瘤样扩张最常见的形状是（　）。

A. 梭形

B. 球形

C. 月牙形

D. 壁间形

E. 内膜瓣形

24. 超声诊断肢体动静脉瘘最有力的依据是（　）。

A. 近心端动脉内径增宽

B. 动脉呈现低阻力型血流频谱

C. 静脉明显扩张

D. 静脉内出现动脉样血流频谱

E. 近心端动脉内径变窄

25. 超声判断中、重度颈动脉狭窄采用的方法是（　）。

A. 二维超声观察

B. 彩色多普勒超声观察狭窄面积百分比

C. 脉冲多普勒频谱半定量检测

D. 脉冲多普勒频谱测量评估

E. 以上各项均是

26. 锁骨下动脉窃血综合征最重要的超声诊断依据为（　）。

A. 患侧上肢脉搏减弱或消失

B. 患侧上肢动脉二维图像无异常

C. 患侧上肢动脉反向血流减弱或消失

D. 患侧椎动脉彩色及频谱多普勒呈现反向血流

E. 患侧椎动脉仍存在舒张期正向血流

27. 颈内动脉血流频谱形态为（ ）。
A. 低阻力频谱
B. 高阻力频谱
C. 舒张期三峰频谱
D. 宽频毛刺样频谱
E. 窄频三峰递减型频谱

28. 腹部超声哪个特定断面扫查时可遇到棱镜伪像（ ）。
A. 正中矢状断面
B. 正中旁矢状断面
C. 横断面
D. 斜断面
E. 冠状断面

29. 如果用颈内动脉/颈总动脉比作为诊断近端颈内动脉狭窄的指标，以下哪个收缩期峰值流速比值提示颈内动脉管径缩窄率超过70%（ ）。
A. 1.5
B. 2.0
C. 4.0
D. 5.0
E. 5.5

30. 患者干下型室间隔缺损左向右分流，用超声检测，要了解其峰值跨隔压差，应检测的参数是（ ）。
A. 分流血流的平均速度（Vm）
B. 分流血流的阻力指数（RI）
C. 分流血流的收缩期峰值速度（Vs）
D. 分流血流的时间速度积分（VTI）
E. 分流血流的收缩期与舒张期速度比值（S/D）

31. 患者，男性。较肥胖，既往无肝病史，有大量饮酒史。超声显示肝实质回声密集增强，深部回声减弱，于胆囊床旁见21mm×18mm低回声，形态不规则，胆囊无受压推移改变，应首先考虑为（ ）。
A. 炎性假瘤
B. 肝良性肿瘤
C. 非均匀性脂肪肝
D. 肝囊肿
E. 肝硬化结节

32. 患者，女性，51岁。心脏超声检查心脏周围均可见液性暗区，左心室后壁液性暗区间距约18mm，右心室前壁约13mm，心尖部约16mm，左心室侧壁侧方约1.4mm，诊断心包积液为（ ）。
A. 微量
B. 少量
C. 中量
D. 大量
E. 以上都不是

33. 患儿，10个月。疑有心脏病。查体：胸骨左缘第2肋间可闻及连续性杂音，超声心动图显示降主动脉与左肺动脉之间有一管状回声，以下诊断最正确的是（ ）。
A. 房间隔缺损
B. 室间隔缺损
C. 动脉导管未闭
D. 法洛四联症
E. 肺动脉口狭窄

34. 患者，男性，58岁。查体：颈前偏右有一实性结节，不活动，质硬，同侧淋巴结肿大，超声显示：甲状腺右叶呈单发不规则实性的低回声结节，境界不清，CDFI有高速血流信号，最可能是（ ）。
A. 甲状腺癌

B. 颈淋巴瘤
C. 甲状腺腺瘤
D. 甲状腺囊肿
E. 亚急性甲状腺炎

35. 患者，女性，32 岁。孕 32 周，既往有两次流产史，现无痛性阴道流血 1 天，超声检查可见胎盘下缘部分覆盖宫颈内口。正确的诊断是（ ）。
A. 胎盘早剥
B. 低置胎盘
C. 部分性前置胎盘
D. 边缘性前置胎盘
E. 完全性前置胎盘

二、多选题（以下每道考题有 5 个备选答案，每题至少有 2 个正确答案）

1. 以下关于医用超声波的叙述，正确的是（ ）。
A. 根据多普勒频移原理测量血流速度
B. 根据回波测距原理测量病变的大小
C. 医用超声换能器一般由面材、压电材料、背衬组成
D. 超声波的发生是利用正压电效应，超声波的接收是利用逆压电效应
E. 经过人工极化过的压电陶瓷在机械应力的作用下会在电极表面产生电荷，这种机械能转变成电能的现象称为正压电效应

2. 脊髓脊膜膨出的声像图表现是（ ）。
A. 在脊柱裂发生部位可见囊状物膨出
B. 囊状膨出物表面无皮肤覆盖
C. 可合并羊水过多
D. 膨出的囊性包块内可见多条纤细光带
E. 膨出包块的液性成为脑脊液

3. 肝硬化门静脉高压时可能出现的彩色多普勒血流特点的是（ ）。
A. 门静脉可呈双向血流
B. 肝静脉呈粗细不一彩色血流
C. 肝门区可显示搏动性条状彩色血流
D. 门静脉血流变细
E. 侧支循环内可显示血流信号

4. 关于界面回声反射的角度依赖性，以下叙述正确的是（ ）。
A. 入射声束垂直于大界面时，回声反射强
B. 入射声束与大界面倾斜时，回声反射弱
C. 入射声束与大界面倾斜过多，回声反射消失
D. 入射声束与小界面垂直与否，与回声反射无关
E. 入射声束与小界面垂直与否，与回声反射有关

5. 数字扫描变换器（DSC）的功能是（ ）。
A. 增强了滤波器性能
B. 比较容易实现图像放大
C. 实现字符显示及图像存储
D. 完成线性内插补并实现丰富的灰阶
E. 将超声模拟信号转换成电视制式信号

6. 实性肿瘤声像图特征是（ ）。
A. 内部有回声
B. 后方回声均有衰减
C. 侧方声影可有可无
D. 外形呈圆形、椭圆形或不规则
E. 边界回声可光滑、整齐或不规则

7. 关于卵巢黏液性囊腺癌的叙述，正确的

是（　）。
A. 发生率较卵巢浆液性囊腺癌高
B. 多为单侧发生
C. 多合并腹水
D. 囊腔内有较多光带分隔，间隔较厚且不规则
E. 可向周围组织浸润粘连

8. 胆囊不显像的常见原因包括（　）。
A. 萎缩性胆囊炎，充满型胆囊结石
B. 进食后的胆囊排空状态
C. 肿瘤占据整个胆囊腔
D. 胆囊颈部嵌顿结石
E. 胆囊先天缺如

9. 马方综合征引起的主动脉超声改变是（　）。
A. 主动脉根部内径扩张，主动脉窦向外膨出
B. 主动脉壁变薄形成升主动脉瘤
C. 主动脉瓣瓣叶变薄、过长
D. 主动脉瓣反流
E. 主动脉瓣狭窄

10. 关于门静脉血栓的叙述，正确的是（　）。
A. 新鲜血栓呈较弱回声
B. 陈旧性血栓呈等回声到稍强回声
C. 血栓质地均匀
D. 局部门静脉管壁显示不清晰
E. 血栓内部多无彩色血流

11. 关于测量股骨标准切面的叙述，正确的是（　）。
A. 声束与股骨长径垂直
B. 声束从股骨内侧扫查，完全显示股骨
C. 测量股骨的骨化部分，不包括两端的软骨部分
D. 股骨两端呈平行的斜面
E. 测量点放在股骨两端的中点上

12. 关于子宫内膜异位症的叙述，正确的是（　）。
A. 见于生育年龄女性，以 25 ~ 45 岁多见
B. 异位种植的子宫内膜随卵巢激素的变化而发生周期性出血
C. 继发性痛经及渐进性加重为其典型症状
D. 超声检查是目前国际公认的最佳诊断方法
E. 具有增生、浸润、转移及复发等恶性行为

13. 腮腺混合瘤的超声特征是（　）。
A. 形态规则，呈圆形
B. 肿瘤轮廓完整
C. 内部呈低回声区
D. 从不囊性变
E. 内部如有钙化，考虑恶性变

14. 关于多普勒超声，下列哪种叙述是正确的（　）。
A. 脉冲多普勒通过“距离选通”进行深度定位
B. 连续多普勒可测量极高速度血流而不产生混叠
C. 正常人心脏瓣膜口血流多为湍流
D. 彩色多普勒通过色彩的明暗表示血流速度的快慢
E. 正常主动脉瓣口血流频谱较窄，与基线间为一空窗

15. 肢体动脉脉冲多普勒频谱表现包括（　）。
A. 正常肢体动脉的典型脉冲多普勒频谱为三相型
B. 老年或心脏输出功能较差的患者脉

冲多普勒频谱可呈双相型

C. 当肢体温度升高而出现血管扩张时，舒张早期的反向血流消失

D. 动脉内的血流速度对诊断动脉狭窄并不重要

E. 正常动脉的多普勒频谱呈现清晰的频窗

16. 软组织肿物的超声检查要点包括（　）。

A. 选用高频探头

B. 扫查过程中注意加压

C. 无需对比扫查

D. 无需动态观察

E. 结合彩色多普勒血流成像检查

17. 泪腺良性肿瘤 USG 表现有哪些（　）。

A. 泪腺区内圆形或椭圆形异常回声区

B. 边界清楚，声衰减少

C. 内部回声中等，分布均匀或不均匀

D. 境界不规整，回声较弱

E. 后界显示不清楚

18. 羊水过多常出现的并发症是（　）。

A. 呼吸系统畸形

B. 消化系统畸形

C. 循环系统畸形

D. 泌尿系统畸形

E. 神经系统畸形

19. 探头使用时的注意事项包括（　）。

A. 在使用中务必小心轻放

B. 在开机使用时，若检查暂停，应使机器处于冻结状态

C. 探头的拆卸都应关闭整机电源后进行

D. 不得采用高温消毒

E. 应使用非油性、无腐蚀的耦合剂

20. 强（极高）回声见于（　）。

A. 正常肾上腺

B. 含气肺（胸膜–肺界面）

C. 胆囊结石

D. 骨骼表面（软组织–骨界面）

E. 血管瘤

三、案例分析题（每个案例至少有 3 个提问，每个提问有多个备选答案，其中正确答案有 1 个或几个）

（1~5 题共用题干）

患者，男性，43 岁。心脏超声检查示双房增大，双室缩小，心包回声增强增厚，室间隔呈橡皮筋样运动。

1. 该患者可能的诊断考虑为（　）。

A. 限制型心肌病

B. 缩窄性心包炎

C. 心肌炎

D. 肥厚型心肌病

E. 以上都不是

2. 表现为双房扩大且心包增厚的是（　）。

A. 扩张型心肌病

B. 肥厚型心肌病

C. 限制型心肌病

D. 缩窄性心包炎

E. 高血压性心脏病

3. 以下哪种疾病不会引起左心室腔扩大（　）。

A. 缩窄性心包炎

B. 扩张型心肌病

C. 动脉导管未闭

D. 心内膜弹力纤维增生症

E. 心肌梗死

4. 该患者的超声表现应包括（　）。

A. 心包增厚，回声增强

B. 心房扩大，心室缩小
C. 吸气时室间隔运动异常
D. 心房、心室均扩大
E. 常合并流出道狭窄

5. 关于该患者的血流动力学改变及体征，叙述正确的有（　）。
A. 左房室瓣、右房室瓣的血流速度加快
B. 肝静脉及上、下腔静脉管径增宽
C. 左心室壁受累时可出现舒张期顿抑改变
D. 室间隔运动不受影响
E. 可出现奇脉

（6~9 题共用题干）

患者，女性。心脏超声检查示心底部仅见一支大血管，一组半月瓣，室间隔干下部连续性中断，肺动脉起自动脉总干。

6. 该患者的诊断应是（　）。
A. 永存动脉干
B. 右心室双出口
C. 大动脉转位
D. 法洛四联症
E. 以上都不是

7. 该病的超声表现哪项除外（　）。
A. 动脉干骑跨于室间隔缺损之上
B. 肺动脉或分支从动脉干发出
C. 多切面显示只有一组动脉瓣
D. 室间隔缺损通常为膜部型
E. CDFI 显示大动脉干接受来自左、右心室的血流

8. 以下不属于该病表现的是（　）。
A. 一条大动脉
B. 正常部位无主肺动脉
C. 一组半月瓣
D. 高位室间隔缺损
E. 三尖瓣狭窄

9. 该病与肺动脉闭锁合并室间隔缺损的超声心动图共同点是（　）。
A. 仅探测到一组半月瓣
B. 右心扩大
C. 室间隔回声中断
D. 大动脉干内径宽，其前壁与室间隔连续性中断，骑跨于室间隔之上
E. 肺动脉起源于大动脉干

（10~12 题共用题干）

患者，男性，56 岁。急性心肌梗死 3 天后突发心力衰竭，胸骨左缘 4~5 肋间出现 3 级以上粗糙收缩期杂音。心尖四腔图 CDFI 显示高速血流自左心室穿过室间隔射向右心室。

10. 该患者最可能的诊断是（　）。
A. 先天性心脏病室间隔缺损
B. 先天性心脏病房间隔缺损
C. 主动脉瓣狭窄
D. 室间隔穿孔
E. 二尖瓣关闭不全

11. 该病的高危因素包括（　）。
A. 初发心肌梗死
B. 65 岁以上
C. 高血压
D. 男性
E. 好发于没有心绞痛病史和单支病变患者

12. 该病最主要的临床症状是由心衰及心源性休克导致的（　）。
A. 血压下降
B. 四肢湿冷
C. 胸闷、气促、呼吸困难
D. 尿少、脾大

E. 循环不稳定

(13~16 题共用题干)

患者，女性，43 岁。二尖瓣面容，呼吸困难。心电图示二尖瓣型 P 波，X 线检查心影呈梨形，超声诊断为风湿性心脏病二尖瓣狭窄。

13. 超声探查左房内血栓形成，其特征不包括（ ）。
A. 一般附着在左房后壁
B. 基底部较宽，附着面大，游离面较小
C. 心脏收缩与舒张时形状无改变
D. 一般有蒂，多附着于房间隔卵圆窝的周边
E. 少数血栓可伸展至房间隔

14. 为避免漏诊左房后壁较小的或薄层状的血栓，应从多切面、多部位仔细探查左房，包括（ ）。
A. 胸骨旁
B. 心尖部
C. 剑突下
D. 以上选项均正确
E. 以上选项均不正确

15. 心腔内血流淤滞是血栓形成的原因，左房血栓通常发生于哪种疾病（ ）。
A. 风湿性二尖瓣狭窄
B. 房间隔缺损
C. 肥厚型心肌病
D. 冠心病心衰
E. 二尖瓣脱垂

16. 以下哪项不属于右心血栓的特点（ ）。
A. 多数属于迁移性的，暂时停留在右心腔
B. 常见于扩张型心肌病或心肌梗死
C. 可引起肺栓塞
D. 可暂时造成三尖瓣或肺动脉瓣狭窄及关闭不全
E. 多起源于下肢静脉系统

(17~19 题共用题干)

患者，女性，56 岁。无明显不适。体检超声时发现：右肾明显缩小，外形不规则，表面呈弧形钙化，后方伴声影，肾内结构无法显示，彩色多普勒血流显像未见明显血流信号。

17. 该患者可诊断为（ ）。
A. 肾发育不全
B. 海绵肾
C. 肾结核
D. 肾结石
E. 肾肿瘤

18. 该病的病理类型分为（ ）。
A. 肾盂扩张型
B. 结核脓疡型
C. 钙化型
D. 粟粒播散型
E. 干酪空洞型

19. 该患者最早的临床症状可能是（ ）。
A. 发热
B. 血尿
C. 尿痛
D. 尿频
E. 腰部疼痛

(20~22 题共用题干)

患儿，男，3 岁。超声显示肝脏增大，形态失常，右叶可见一个 64mm × 57mm 大小的实性强回声团块，边界清楚，内回声不均匀，内可见强光团，后伴声影。

20. 最可能的诊断是（ ）。
A. 肝内血肿

B. 畸胎瘤
C. 错构瘤
D. 肝母细胞瘤
E. 肝肉瘤

21. 儿童最常见的肝脏肿瘤是（　）。
A. 肝母细胞瘤
B. 转移性疾病
C. 多囊肝
D. 肝脏纤维化
E. 肝脓肿

22. 关于该病的叙述，错误的是（　）。
A. 主要发生于儿童
B. 肿瘤多位于肝右叶
C. 常合并肝硬化
D. 瘤细胞可表现为胎儿性肝细胞
E. 可见髓外造血现象

（23~27 题共用题干）

患者，女性，34 岁。常感心悸、气短，超声心动图显示室间隔厚度，左室后壁厚度为 1.7mm。

23. 不可能出现的超声影像是（　）。
A. E 峰与室间隔互相接触
B. 二尖瓣舒张早期 EF 斜率明显降低
C. 心尖五腔切面左室流出道血流收缩早期血流束以蓝色为主
D. 心尖五腔切面彩色多普勒血流图示收缩中晚期左室流出道狭窄的上方呈红蓝镶嵌的花色
E. 三尖瓣反流最多见

24. 其瓣膜反流最多见的是（　）。
A. 肺动脉瓣
B. 三尖瓣
C. 二尖瓣
D. 主动脉瓣
E. 三尖瓣及主动脉瓣

25. 该患者最可能的诊断为（　）。
A. 左心房血栓
B. 左心房黏液瘤
C. 左心房横纹肌瘤
D. 左心房转移瘤
E. 房间隔瘤

26. 左心房血栓和左心房黏液瘤的鉴别要点除外（　）。
A. 左房室瓣有基础病变
B. 团块状组织附着位置
C. 团块状回声大小
D. 团块状回声形态
E. 团块状组织活动度

27. 与左心房血栓形成无关的是（　）。
A. 左房室瓣反流
B. 左心房扩大
C. 心房颤动
D. 血流缓慢
E. 左房室瓣狭窄

（28~31 题共用题干）

患者，女性，71 岁。有高血压病史，突发前胸部、后背部剧烈疼痛，持续时间长，不能缓解。磁共振诊断为升主动脉夹层动脉瘤形成。

28. 可确诊主动脉夹层动脉瘤的方法包括（　）。
A. 磁共振
B. 经胸超声心动图
C. 心电图
D. 经食管超声心动图
E. 心肌酶学
F. 心导管检查

29. 其超声图像特点有（　）。

A. 假腔内血流缓慢，颜色暗淡

B. 主动脉夹层破裂口处见多色花彩血流束，由真腔进入假腔，为双期往返状，从而可确定破口位置

C. 升主动脉内见内膜回声

D. 真腔内可见血栓回声

E. 假腔内可见血栓回声

F. 撕脱的内膜上可见破口

G. 真腔内流速慢

30. 主动脉夹层动脉瘤真腔的特点包括（　）。

A. 血流速度快，颜色鲜艳

B. 血流缓慢，颜色暗淡

C. 真腔内可见血栓形成

D. 脉冲多普勒可记录到类似于正常人相应部位所记录到的多普勒频谱

E. 血流信号延迟出现或者记录不到

F. 真腔内径一定比假腔内径宽

31. 主动脉夹层动脉瘤假腔的特点包括（　）。

A. 多见于主动脉弓

B. 血流缓慢，颜色暗淡

C. 假腔内可见血栓形成

D. 频谱为高速湍流

E. 血流信号延迟出现或者记录不到

F. 假腔内径一定比真腔内径宽

G. 假腔内形成血栓时无血流充盈

（32～35 题共用题干）

患者，女性，43 岁。间断无痛性血尿 1 年，超声像图示左肾中下部 6.2cm×4.8cm 中等偏低回声肿块，边界清楚，内部回声欠均匀，肿块向肾表面隆起，局部肾窦显示不清，肾静脉增宽，内部为低回声。

32. 超声诊断最大可能是（　）。

A. 肾血管平滑肌脂肪瘤恶变

B. 肾母细胞瘤

C. 肾细胞癌

D. 肾盂癌

E. 肾腺瘤

33. 以下关于该病的叙述，不正确的是（　）。

A. 肿瘤血供少即可除外肾癌

B. 无痛性血尿

C. 可伴肾静脉癌栓

D. 椭圆性肿块

E. 肾门淋巴结肿大

34. 该病典型的声像图特征是（　）。

A. 肾内圆形、椭圆形占位性病灶，常向肾表面隆起

B. 内部回声不均匀，常有液化坏死区

C. 血流信号异常丰富

D. 常伴肾盂局限性积水

E. 后腹膜淋巴结肿大

35. 关于肾肿瘤，叙述正确的是（　）。

A. 肾细胞癌多发于 50～60 岁人群，儿童少见，常出现血尿

B. 肾母细胞瘤多发生于小儿，2～4 岁最多见，腹部肿块为早期症状

C. 肾血管平滑肌瘤为良性间叶瘤，属良性肿瘤

D. 肾盂肿瘤中最常见的是移行上皮乳头状癌，以淋巴转移为主

E. 以上均正确

（36～38 题共用题干）

患者，女性，40 岁。既往无腰部疼痛史，近 2 天反复肉眼血尿。超声检查：左肾下极实质内可探及稍减弱回声，内部回声不均质，边界不清楚，其周围包膜显示不清，直径 12mm。CDFI：稍增强回声内部可见少

量血流信号。

36. 该患者的诊断可能为（ ）。
   A. 肾错构瘤
   B. 海绵肾
   C. 肾上腺瘤
   D. 肾柱肥大
   E. 肾癌

37. 超声引导下经皮射频消融治疗该病最常见的并发症是（ ）。
   A. 出血
   B. 尿路梗阻
   C. 输尿管狭窄、尿瘘、肠道损伤
   D. 皮肤针道转移
   E. 冠状动脉疾病

38. 该病最常发生转移的远处淋巴结为（ ）。
   A. 颈部淋巴结
   B. 腋窝淋巴结
   C. 腹股沟淋巴结
   D. 左锁骨上淋巴结
   E. 胃窦部小弯处淋巴结

（39~41 题共用题干）

患者，女性，28 岁。因“右侧示指肿物 2 个月、压痛 1 周”来诊。查体：右侧示指末节指骨直径约 1cm 肿物。

39. 该患者可能的病变包括（ ）。
   A. 腱鞘囊肿
   B. 血管瘤
   C. 神经纤维瘤
   D. 表皮样囊肿
   E. 血管球瘤
   F. 脂肪瘤

40. 临床医师查体发现肿物局部明显压痛，考虑血管球瘤的诊断而行超声检查。血管球瘤的超声表现包括（ ）。
   A. 低回声肿物
   B. 高回声肿物
   C. 血流信号不丰富
   D. 血流信号丰富
   E. 局部骨皮质受侵袭改变
   F. 与指动脉相延续

41. 超声诊断血管球瘤的依据是（ ）。
   A. 肿物内血流信号丰富
   B. 肿物触痛明显
   C. 肿物生长不明显
   D. 肿物的发病位置
   E. 肿物体积小
   F. 肿物为多发

（42~45 题共用题干）

患者，女性，58 岁。右下肢水肿、胀痛 4 天。

42. 该患者可能的诊断有（ ）。
   A. 肌肉撕裂
   B. 脓肿
   C. 动静脉瘘
   D. 深静脉血栓
   E. 蜂窝织炎
   F. 腘窝囊肿

43. 右下肢浅静脉超声：右侧大隐静脉管径明显增大，瓦尔萨尔瓦动作时可见反流。此超声检查提示（ ）。
   A. 动脉硬化闭塞症
   B. 急性动脉栓塞
   C. 急性深静脉血栓
   D. 大隐静脉曲张
   E. 急性蜂窝织炎
   F. 急性淋巴管炎

44. 患者有长期卧床病史。右下肢深静脉超声：右侧股浅动、静脉长轴切面灰阶图像可见股浅静脉内实性回声。彩色多普勒图像见股浅静脉内无血流信号，探头加压后股浅静脉管腔不消失。结合上述超声表现，以下叙述正确的是（　）。

A. 右侧股浅静脉血栓形成

B. 右侧大隐静脉曲张

C. 股浅静脉血栓继发大隐静脉曲张

D. 应检查穿支静脉

E. 大隐静脉曲张继发股浅静脉血栓

F. 不应用力压血栓头部

45. 该患者突然出现呼吸困难、胸痛，应进行的检查或治疗为（　）。

A. CT 肺动脉造影

B. 吸氧

C. 查 D–二聚体

D. 口服抗凝药

E. 应用低分子肝素

F. 应用纤维蛋白溶解药

参考答案

一、单选题

1. D	2. D	3. C	4. C	5. E	6. C	7. E	8. C	9. A	10. E
11. E	12. E	13. D	14. A	15. D	16. C	17. D	18. B	19. A	20. A
21. C	22. C	23. A	24. D	25. C	26. D	27. A	28. C	29. C	30. C
31. C	32. C	33. C	34. A	35. C					

二、多选题

1. ABCE	2. ACDE	3. ABCE	4. ABCD	5. ACDE
6. ACDE	7. BCDE	8. ABCE	9. ABCD	10. ABCE
11. ACDE	12. ABCE	13. ABCE	14. ABDE	15. ABCE
16. ABE	17. ABC	18. BE	19. ABCDE	20. BCD

三、案例分析题

1. B	2. D	3. A	4. ABC	5. ABCE
6. A	7. D	8. E	9. BCD	10. D
11. ABCE	12. ABCDE	13. D	14. D	15. A
16. B	17. C	18. BCDE	19. D	20. D
21. A	22. C	23. E	24. C	25. A
26. C	27. A	28. ABD	29. ABCEF	30. AD
31. BCEG	32. C	33. A	34. A	35. E
36. E	37. A	38. E	39. BCE	40. ADE
41. ABD	42. ABCDEF	43. D	44. ABCDF	45. ABCDEF

高级卫生专业技术资格考试用书
超声医学模拟试卷（五）

中国协和医科大学出版社
北　京

模拟试卷（五）

一、单选题（以下每道考题有5个备选答案，请选择1个最佳答案）

1. 彩色多普勒技术不用于下列哪项检查（　）。
   A. 外周血管
   B. 腹腔脏器
   C. 表浅器官
   D. 心血管系统
   E. 腹水、胸腔积液定位

2. 关于软组织中的超声衰减量，叙述正确的是（　）。
   A. 随组织厚度而增加
   B. 由TGC曲线的范围决定
   C. 随着波长减小而增大
   D. 与频率无关
   E. 使用数字扫描转换器对其无影响

3. 以下不属于卵巢非赘生性囊肿的是（　）。
   A. 滤泡囊肿
   B. 多囊卵巢
   C. 黄体血肿
   D. 黄素囊肿
   E. 未成熟卵泡

4. 以下属于后腹膜脏器的是（　）。
   A. 胃
   B. 胆囊
   C. 肾
   D. 子宫
   E. 十二指肠上部

5. 以下病变属于动脉导管未闭的是（　）。
   A. 主动脉与主肺动脉之间的缺损
   B. 降主动脉峡部与右肺动脉之间的异常管道
   C. 升主动脉峡部与左肺动脉之间的异常管道
   D. 降主动脉峡部与主肺动脉之间的异常管道
   E. 右锁骨下动脉近端与右肺动脉近端之间的异常管道

6. 按超声照射强度规定（ISPTA，美国FDA），以下哪个部位照射强度不宜超过$20mW/cm^2$（　）。
   A. 眼
   B. 心脏
   C. 肝
   D. 血管
   E. 胎儿

7. 真性主动脉瘤主动脉扩张，局部内径比正常增大多少倍以上（　）。
   A. 1
   B. 1.5
   C. 2
   D. 2.5
   E. 3

8. 正常肢体动脉的血流频谱形态是（　）。
   A. 三相血流频谱
   B. 高阻力型血流频谱
   C. 低阻力型血流频谱
   D. 宽频三峰递减型血流频谱
   E. 收缩期双峰、舒张期三峰血流频谱

9. 以下哪项不是乳腺纤维腺瘤的超声表现（后方回声多增强）（　）。
A. 有包膜
B. 边界光滑
C. 导管扩张
D. 单发或多发
E. 内部呈均质低回声区

10. 胆囊腺肌增生症和其他胆囊疾病鉴别的主要依据是（　）。
A. 胆囊腔的大小
B. 胆囊壁增厚的程度
C. 胆囊壁的破坏程度
D. 胆囊壁增厚的范围
E. 增厚胆囊壁内的小囊样结构

11. 快速充盈期充盈血量占舒张期总充盈量的百分比为（　）。
A. 20%~30%
B. 30%~40%
C. 40%~50%
D. 50%~60%
E. 60%~70%

12. 膀胱肿瘤的好发部位是（　）。
A. 膀胱体部
B. 膀胱顶部
C. 膀胱三角
D. 膀胱右侧壁
E. 膀胱左侧壁

13. 以下除哪项外均是肝癌的 CDFI 特征（　）。
A. “篮网”征
B. 血流速度较快
C. 阻力指数以低阻型为多
D. 肿瘤周围血流增多
E. 瘤体内部血流信号较少

14. 典型胃平滑肌瘤的声像图特征是（　）。
A. 边缘光整的类圆形较均匀低回声肿块
B. 形态不规则的外生性肿块
C. 瘤体直径常 >5cm
D. 绝大多数瘤内见坏死、出血、溃疡
E. 多数位于浆膜层，可向腔内或腔外生长

15. 骨膜增厚，回声增强，进而隆起抬高与骨皮质分离，这种特异性超声表现的骨肿瘤疾病是（　）。
A. 软骨肉瘤
B. 成骨肉瘤
C. 滑膜肉瘤
D. 纤维肉瘤
E. 骨巨细胞瘤

16. 能用于说明流体流动能量守恒定律的方程是（　）。
A. 伯努利方程
B. 连续方程
C. 雷诺公式
D. 多普勒频移公式
E. 多普勒效应计算流速公式

17. 以下哪一项是葡萄胎特异性声像图表现（　）。
A. 子宫大于孕周
B. 双侧出现黄素囊肿
C. 宫腔见蜂窝状无回声区
D. 子宫肌层回声不均
E. 胎囊形态不规则

18. 超声伪像是超声成像过程中产生的，以下关于超声伪像，叙述正确的是（　）。
A. 超声伪像是十分常见的
B. 超声伪像是不常见的

C. 实时超声图像清晰，并无伪像产生
D. 实时灰阶超声的伪像罕见
E. 数字化彩色多普勒超声完全可以消除伪像

19. 真性室壁瘤（室壁瘤）与假性室壁瘤的主要区别在于前者（ ）。
A. 室壁局部有膨出
B. 室壁运动呈矛盾运动
C. 室壁变薄
D. 瘤壁与室壁有连续性
E. 真性室壁瘤的内层为心内膜，假性室壁瘤为心肌组织或心包

20. 当介质的粒子运动平行于声波传播方向时称发射波为（ ）。
A. 纵波
B. 切变波
C. 表面波
D. 兰姆波
E. 横波

21. 测定高速血流需要采用的超声技术是（ ）。
A. M 型
B. A 型
C. CDFI
D. 脉冲波多普勒
E. 连续波多普勒

22. 关于频谱多普勒技术，下列叙述不正确的是（ ）。
A. 测量血流速度
B. 确定血流方向
C. 判断血流性质
D. 了解组织器官结构
E. 获得速度时间积分、压差等血流参数

23. 以下哪项是彩色多普勒血流成像的特殊技术（ ）。
A. 数字扫描转换技术
B. 数字化波速形成技术
C. 快速傅立叶转换技术
D. 灰阶编码技术
E. 自相关技术

24. 以下哪项不是实性肿瘤声像图特点（ ）。
A. 边界整齐、光滑或不规则
B. 呈圆形、椭圆形或不规则
C. 不可能出现无回声
D. 可有后方组织衰减或声影
E. 侧方声影可有可无

25. 有关腹主动脉真性动脉瘤声像图特征，叙述正确的是（ ）。①腹主动脉局部管腔呈瘤样扩张；②扩张管壁变薄，内膜厚，与正常管壁相连续，管腔相通，呈无回声有搏动；③动脉瘤并发附壁血栓；④腹主动脉旁囊性肿块不规则，与动脉壁不连续，内为无回声；⑤CDFI：瘤腔内为杂色血流，瘤体近端血流正常，远端血流速度减慢。
A. ①②③⑤
B. ②③④⑤
C. ①②③④
D. ③⑤
E. ②③④

26. 下肢静脉的静脉瓣功能不全时，观察有无反流及其速度快慢应该首选（ ）。
A. 彩色多普勒血流显像
B. 二维灰阶超声显像
C. 多普勒能量图
D. M 型超声

E. 超声造影

27. 以下不是判断颈动脉狭窄常规血流动力学指标的是（　）。
A. 狭窄处峰值速度
B. 狭窄处舒张末期血流速度
C. 舒张末期血流速度比
D. 峰值血流速度比
E. 狭窄处血流阻力指数

28. 当骨巨细胞瘤表现为肿瘤组织质地疏松、出血、坏死和囊性变时，其对应的声像图表现为（　）。
A. 病变部位呈偏心性肿大
B. 肿瘤与正常骨质界限清楚
C. 肿瘤透声性良好，后部边界回声增强
D. 彩色多普勒血流显像见少许点状血流或较丰富的血流
E. 边缘清晰，有完整包膜，回声减弱

29. 患者，女，78 岁。胸闷气急，心脏超声检查示右心室后壁及后间隔运动幅度低平，增厚率减低，考虑病变的冠状动脉为（　）。
A. 左前降支
B. 左旋支
C. 后降支
D. 窦房结支
E. 以上都不是

30. 患者，女性，20 岁。心脏超声检查示：二尖瓣后叶瓣体收缩期脱向左心房。M 型超声显示：CD 段呈吊床样改变，诊断考虑为（　）。
A. 二尖瓣脱垂
B. 二尖瓣狭窄
C. 连枷二尖瓣
D. 二尖瓣关闭不全
E. 以上都不是

31. 患者，女性 30 岁。因腹痛、低热、盗汗、下腹部触及肿块而就诊。超声检查发现肠管壁弥漫性增厚，形态僵硬，下腹部肠管粘连成团块状，蠕动减弱，肠管周围可见肿大淋巴结及少量腹水。最可能的诊断为（　）。
A. 肠肿瘤
B. 肠结核
C. 肠憩室
D. 克罗恩病
E. 溃疡性结肠炎

32. 患者，女性，32 岁。婚后 4 年，既往月经规律。现停经 54 天，不规则阴道流血 4 天。超声检查：于左侧附件区可见平均内径为 25mm 妊娠囊，并见胚芽及原始心管搏动。最不可能的妊娠部位是（　）。
A. 卵巢
B. 阔韧带
C. 输卵管峡部
D. 输卵管壶腹部
E. 输卵管间质部

33. 二尖瓣口水平短轴切面于舒张期图像上，有时见二尖瓣前叶的中部有连续中断现象，如不合并心内膜垫缺损，可能为（　）。
A. 正常现象
B. 腱索断裂
C. 二尖瓣脱垂
D. 二尖瓣膜畸形
E. 二尖瓣断裂的特异表现

34. 某患者超声检查为主动脉瓣狭窄，其瓣口面积约0.8cm^2，连续多普勒测其跨瓣血液速度3.6m/s，其狭窄程度为（ ）。
A. 轻度
B. 中度
C. 重度
D. 无法评估
E. 必须测瓣口间距

35. 患者，男性，17岁。因呼吸困难和乏力就诊。查体：颈静脉怒张，肝大，腹水，下肢水肿。心脏听诊无杂音。超声示双房明显扩大，心包增厚，回声增强，有钙化点，下腔静脉增宽，最可能的诊断是（ ）。
A. 冠心病心力衰竭
B. 缩窄性心包炎
C. 扩张型心肌病
D. 限制型心肌病
E. 肥厚型心肌病

二、多选题（以下每道考题有5个备选答案，每题至少有2个正确答案）

1. 胸骨旁左室长轴切面显示的心脏内部结构中，以下正确的是（ ）。
A. 左心房
B. 左心室腔
C. 主动脉内径
D. 二尖瓣结构
E. 三尖瓣隔瓣回声

2. 关于子宫肌瘤的声像图表现，叙述正确的是（ ）。
A. 子宫增大，轮廓正常或异常
B. 子宫肌瘤内部回声复杂，多数为低回声，少数为等回声或高回声
C. 子宫肌瘤发生玻璃样变时，变性区漩涡状结构消失，呈边界模糊的高回声区
D. 较大的壁间肌瘤可压迫或推挤宫腔，使内膜移位或显示不清
E. 阔韧带肌瘤易被误诊为卵巢肿瘤、子宫畸形等

3. 患者急诊入院，既往有胃溃疡病史，现腹部刀割样疼痛，呈板状腹型，该患的超声影像表现包括（ ）。
A. 腹腔内见游离气体
B. 局部胃肠管壁增厚
C. 胃内较大强光团，后伴声影，可移动
D. 小网膜囊局限性积液
E. 腹腔内局限性积液

4. 关于无回声型肝转移癌，叙述正确的是（ ）。
A. 囊壁厚薄不均
B. 多见于卵巢、胰腺等部位的黏液性囊腺癌转移
C. 内壁多较光滑
D. 内壁可见乳头状强回声向囊腔内隆起
E. 以液性无回声为特征

5. 关于子宫体癌的声像图表现，叙述正确的是（ ）。
A. 早期多无异常所见
B. 内膜增厚，绝经女性内膜厚度 >4mm
C. 子宫内膜呈局灶性或弥漫性均匀增厚
D. 病变累及肌层时，局部内膜与肌层界限不清
E. 可合并宫腔积血、积脓

6. 以下有关肾结核的叙述，正确的是（ ）。
A. 一侧性病变多见，少数为双侧性

B. 声像图表现具有复杂性和多样性的特点
C. 基本病理改变是结核性肉芽肿伴干酪样坏死
D. 超声显像是肾结核早期诊断最敏感的检查手段
E. 肾结核的诊断应注意与肾肿瘤、肾积水等多种疾病进行鉴别

7. 关于彩色多普勒血流显像的特点，叙述正确的是（　）。
A. 血流方向朝向探头，显示红色
B. 血流方向背离探头，显示蓝色
C. 血流方向朝向或背离探头且流速高显示亮度大
D. 出现紊流为混合色
E. 动脉血流显示为红色

8. 良性叶状囊性肉瘤的声像图特点是（　）。
A. 肿瘤边界清楚、完整、光滑
B. 内部呈细点状回声，分布均匀，或为无回声区
C. 后方回声衰减
D. 肿瘤巨大时，可呈囊状或分叶状
E. 后方回声增强

9. 肌腱炎的声像图表现有（　）。
A. 肌腱纤细
B. 肌腱回声弥漫性增强
C. 肌腱回声减低
D. 肌腱内可见钙化灶
E. 肌腱内可见无回声

10. 睾丸扭转的超声表现，以下叙述正确的是（　）。
A. 睾丸实质回声不均匀，无血流信号显示
B. 睾丸实质回声不均匀，血流信号丰富
C. 睾丸实质内出现放射状低回声区
D. 睾丸实质内可出现液性区，内含细点状回声
E. 睾丸血流信号明显减少，动脉血流频谱呈高阻型

11. 腮腺混合瘤的超声特征，叙述正确的是（　）。
A. 形态规则，呈圆形
B. 肿瘤轮廓完整
C. 内部呈低回声区
D. 从不囊性变
E. 内部如有钙化，考虑恶性变

12. 乳腺癌的超声特征不包括（　）。
A. 后方回声增强
B. 肿块呈无回声
C. 边缘毛刺状
D. 条状血流信号
E. 粗大钙化

13. 表现为甲状腺弥漫性、对称性肿大的疾病有（　）。
A. 单纯性甲状腺肿
B. 结节性甲状腺肿
C. 毒性甲状腺肿
D. 桥本甲状腺炎
E. 急性甲状腺炎

14. 关于葡萄胎的声像图表现，叙述正确的是（　）。
A. 25%~60% 伴发黄素囊肿
B. 子宫大于相应孕期的子宫
C. 蜂窝状声像图是特异性超声所见
D. 需与过期流产相鉴别
E. 刮宫后黄素囊肿持续存在两个月，是诊断恶性葡萄胎的依据

15. 属于致死性骨发育不良的畸形有（ ）。
A. 软骨发育不良
B. 成骨不全Ⅱ型
C. 短肋多指综合征
D. 致死性侏儒
E. 软骨不发育

16. 关于胎盘早剥正确的叙述是（ ）。
A. 主要症状是妊娠晚期腹痛与阴道出血
B. 分为胎盘后、胎盘边缘与胎盘前出血
C. 显性早剥常致子宫卒中
D. 病理变化为底蜕膜出血
E. 超声检查无须充盈膀胱

17. 可能导致血管前置的异常有（ ）。
A. 脐带帆状入口
B. 副胎盘
C. 双叶状胎盘
D. 膜状胎盘
E. 完全性前置胎盘

18. 脐疝的声像图特征性表现是（ ）。
A. 心脏凸入脐带内
B. 肠管凸入脐带内
C. 肝脏凸入脐带内
D. 羊水多
E. 肺脏凸入脐带内

19. 关于卵巢浆液性囊腺癌，以下叙述错误的是（ ）。
A. 卵巢浆液性囊腺癌占卵巢恶性肿瘤的10%，卵巢黏液性囊腺癌占卵巢恶性肿瘤的40%~50%
B. 声像图上能区别浆液性囊腺癌和黏液性囊腺癌
C. 囊壁较厚，囊内有粗细不均的分隔，内壁上可见实性乳头状突起
D. 肿物边缘、分隔及实性区可探及丰富血流信号
E. 可探测到低阻动脉频谱

20. 关于子宫肌瘤的彩色多普勒与频谱多普勒表现，叙述正确的有（ ）。
A. 浆膜下子宫肌瘤多可显示来自子宫的供血血管
B. 肌瘤周边可见环状或半环状血流信号，呈分支状进入瘤体内部
C. 部分肌瘤由于声衰减，仅可显示近场血流信号
D. 瘤体内部血流阻力较高，RI值>0.70
E. 发生肉瘤变时，瘤内血流异常丰富，流速增加，阻力下降，RI值<0.40

三、案例分析题（每个案例至少有3个提问，每个提问有多个备选答案，其中正确答案有1个或几个）

（1~4题共用题干）

患者，女性，48岁。自觉心悸、呼吸困难，X线检查心影呈梨状，超声表现左房扩大，二尖瓣增厚，反光强，粘连，M型超声示二尖瓣前后叶同向运动，呈城墙样改变。

1. 该患者最可能的诊断是（ ）。
A. 老年性二尖瓣钙化
B. 风心病二尖瓣狭窄
C. 二尖瓣关闭不全
D. 感染性心内膜炎
E. 风心病联合瓣膜病

2. 若同时主动脉瓣口探及高速射流，流速4.0m/s，诊断为（ ）。
A. 主动脉瓣狭窄
B. 主动脉瓣关闭不全

C. 风心病联合瓣膜病
D. 主动脉瓣上狭窄
E. 主动脉瓣下狭窄

3. 该患者同时合并频发的二尖瓣 E–E 间距不等，最常见的是（　）。
A. 室早
B. 室早二联律
C. 房颤
D. 房早
E. 房扑

4. 左房血栓形成前期，左房内会出现哪种现象（　）。
A. “暴风雪”征
B. 左房内低回声团
C. “蛙泳”征
D. 左房内高回声团
E. 以上均不是

（5~9 题共用题干）

患者，女性，34 岁。月经第 6 天，下腹部隐痛 4 天，加剧 2 小时，以右下腹为著，伴恶心、呕吐，申请腹部超声检查。

5. 根据患者的临床表现，应该重点检查的部位是（　）。
A. 右下腹阑尾区
B. 肝脏
C. 子宫及附件
D. 肾脏及输尿管
E. 胰腺
F. 胆囊及肝外胆道系统

6. 超声检查发现右附件区可见 55mm × 49mm 形态欠规则、无明显被膜、内有不规则小无回声区的低回声不均匀实质性占位，以右附件区为主，子宫及膀胱周围可见少量透声尚可的无回声区，最大深径为 32mm，子宫及左附件未见明显异常。根据以上声像图表现，右附件区占位可能为（　）。
A. 附件区炎性包块
B. 阔韧带肌瘤
C. 浆膜下子宫肌瘤
D. 宫外孕破裂
E. 巧克力囊肿
F. 黄体囊肿破裂

7. 因该患者无明显的停经史，若要进一步明确诊断，应进行的必要检查是（　）。
A. 妊娠试验
B. 经阴道超声检查
C. CT 检查
D. 超声引导下腹腔穿刺
E. MRI
F. 超声造影

8. 该患者手术后确诊为右侧输卵管峡部妊娠破裂，子宫外异位妊娠的最常见部位是（　）。
A. 输卵管壶腹部
B. 输卵管峡部
C. 输卵管伞部
D. 输卵管间质部
E. 卵巢
F. 腹腔

9. 该患者手术确诊为输卵管妊娠，如未破裂，输卵管妊娠的超声表现是（　）。
A. 子宫饱满或增大
B. 附件区可见囊实混合性包块
C. 附件区可见周边较厚的小囊状回声
D. 小囊状回声旁可见血流信号
E. 小囊状回声内可见胎芽
F. 腹水
G. 子宫后方可见囊实混合性包块

(10~14 题共用题干)

患者，男性，32 岁。呼吸困难、气急、乏力。查体：心界扩大，听诊有瓣膜反流性杂音，临床诊断为扩张型心肌病心力衰竭。

10. 其超声心动图表现可有（ ）。
 A. 心腔扩大
 B. 荡击波征
 C. 各瓣膜开放幅度降低
 D. 二尖瓣“钻石”征
 E. 二尖瓣城墙样改变
 F. 室壁运动弥漫性弱
 G. 二尖瓣吊床征

11. 关于扩张型心肌病，不正确的叙述有（ ）。
 A. 左室腔明显扩大
 B. 室壁运动弥漫性减弱
 C. SAM 现象
 D. 左室心尖部可见血栓形成
 E. 大心腔、小瓣口改变
 F. 室壁运动节段性增强
 G. 荡击波征

12. 扩张型心肌病二尖瓣的改变有（ ）。
 A. 二尖瓣“钻石”征
 B. 二尖瓣舒张期震颤波
 C. SAM 现象
 D. 二尖瓣吊床征
 E. 大心腔、小瓣口改变
 F. 二尖瓣前后叶同向
 G. 二尖瓣前后叶反向

13. 扩张型心肌病心腔内血栓形成的特点有（ ）。
 A. 多发生于左室心尖部
 B. 运动度大
 C. 运动度小
 D. 多为低回声
 E. 时间长者可机化
 F. 可脱落
 G. 可发生栓塞

14. 经有效治疗，扩张型心肌病超声改变可有（ ）。
 A. 左室腔缩小
 B. 室壁运动幅度恢复正常
 C. SAM 现象
 D. 左室血栓可缩小，甚至消失
 E. 二尖瓣前后叶同向
 F. 室壁运动节段性减弱
 G. 荡击波征

(15~19 题共用题干)

患者，男性，45 岁。急性坏死性胰腺炎术后 3 天突然出现尿量明显减少。超声所见：双肾明显增大，实质增厚，回声增强，肾锥体增大，回声减低，肾皮质与肾窦分界清楚。

15. 上述超声声像图特点符合（ ）。
 A. 急性肾盂肾炎声像图
 B. 肾脓肿声像图
 C. 急性肾功能不全声像图
 D. 慢性肾功能不全声像图
 E. 肾脏淤血声像图
 F. 肾结核声像图

16. 在临床工作中，少尿是指 24 小时尿量少于（ ）。
 A. 100ml
 B. 200ml
 C. 300ml
 D. 400ml
 E. 500ml
 F. 600ml

17. 急性肾功能不全的声像图特点有（ ）。
 A. 肾脏本身声像图正常

B. 肾脏体积不同程度增大
C. 肾实质增厚，回声增强
D. 肾锥体回声减弱
E. 肾窦内或肾周围可见纤细的弱回声带
F. 腹腔内可能有少量积液回声

18. 急性肾功能不全分为肾前性、肾源性和肾后性 3 种，以下能够引起肾源性急性肾功不全的病因是（ ）。
A. 急性肾小球肾炎
B. 脱水
C. 肾中毒
D. 挤压综合征
E. 双侧尿路梗阻
F. 移植肾急性排异反应

19. 关于该患者的超声检查，以下叙述正确的是（ ）。
A. 本例患者的超声声像图特点符合肾前性肾衰竭改变
B. 本例患者的超声声像图特点符合肾源性肾衰竭改变
C. 本例患者的超声声像图特点符合肾后性肾衰竭改变
D. 超声能够提供肾脏损害的形态学资料，鉴别急性或慢性肾衰竭
E. 超声可以对急性肾衰竭是否为肾前性、肾源性或肾后性做出可靠判断
F. 超声能够同时发现肾脏以外的病变或并发症，为临床选择合理的治疗方案提供可靠依据

（20~24 题共用题干）

患者，男性，56 岁。因食欲缺乏、腹胀、厌油腻、乏力、恶心呕吐、发热、畏寒 2 周，黄疸 3 天并逐渐加深就诊，肝功检查 ALT 为 1073U/L，血清胆红素为 126μmol/L，AST/ALT > 1。超声检查见肝脏肿大，回声粗糙、减低，肝内胆管内径为 3mm，胆总管内径为 7mm，壁厚，毛糙。胆囊影像显示欠清，胆囊壁明显增厚，内腔明显变小，内容物为弱回声光点。

20. 胆囊显示不好的原因最可能是（ ）。
A. 患者进食后胆囊处于排空状态
B. 胆囊萎缩
C. 胆囊壁黏膜水肿增厚
D. 胆囊内积气
E. 胆囊先天性过小或缺如
F. 肿瘤占据胆囊腔

21. 下列能出现胆囊壁增厚的疾病有（ ）。
A. 急性胆囊炎
B. 低蛋白血症
C. 右心衰竭
D. 肾脏疾病
E. 胆囊癌
F. 胆囊腺肌增生症

22. 经过治疗，复查超声，于胆囊腔内可见团块状等回声，不伴声影，可随体位改变而变形及移动，该回声团最可能是（ ）。
A. 胆囊泥沙状结石
B. 胆囊内伪像
C. 胆色素结石
D. 胆囊肿瘤
E. 胆囊内沉积物回声
F. 胆囊息肉

23. 该患者产生黄疸的原因是（ ）。
A. 进食某些导致皮肤发黄的食物
B. 梗阻性黄疸
C. 溶血性黄疸
D. 药物过敏
E. 肝细胞性黄疸
F. 胆汁淤积

24. 肝源性黄疸和梗阻性黄疸鉴别的关键在于（　）。
A. 肝脏是否增大
B. 胆道系统是否扩张
C. 胆囊是否增大
D. 脾脏是否增大
E. 胆囊内是否出现结石
F. 胆管壁是否增厚

（25~29 题共用题干）

孕妇，妊娠 26 周。自觉腹围比正常孕周大，申请超声检查。

25. 超声提示羊水过多，首先考虑的胎儿畸形有（　）。
A. 脊柱裂
B. 十二指肠闭锁
C. 无脑儿
D. 双肾发育不良
E. 双肾轻度积水
F. 食管闭锁

26. 对胎儿脊柱扫查发现：胎儿腰骶部可见一个 46mm×37mm 边界清楚、有薄壁的囊性占位，超声诊断为胎儿腰骶部脊柱裂伴脊膜膨出，胎儿脊柱的超声表现是（　）。
A. 脊柱矢状切面：腰骶部后方的强回声光带连续性中断
B. 腰骶部皮肤光带及其深部软组织回声连续性中断
C. 脊柱矢状切面：可显示脊柱前凸畸形
D. 脊柱横切：脊椎三角形骨化中心失去正常形态
E. 脊柱横切：呈典型的“V”或“U”字形改变
F. 脊柱冠状切面：后方的两个椎弓骨化中心距离减小

27. 对该胎儿进行颅脑扫查时，可能发现的脑部异常为（　）。
A. 侧脑室扩大，呈无回声液性暗区
B. 透明隔腔消失
C. 侧脑室增大呈“泪滴状”
D. 小脑变小、弯曲，呈“香蕉”状
E. 脑中线结构消失，丘脑融合
F. 小脑蚓部缺失
G. 颅后窝池消失

28. 脊柱裂也可出现“柠檬头征”，该征的表现及出现的时间和原因是（　）。
A. 前额隆起
B. 双侧颞骨塌陷
C. 前额塌陷
D. 双侧颞骨隆起
E. 在 24 周以前，有 98% 的病例有此特征
F. 在 28 周以前，有 98% 的病例有此特征
G. 是颅内压力降低的结果
H. 是颅内压力升高的结果

29. 该孕妇引产后证实超声所见，根据卫生部《产前诊断技术管理条例》的规定，妊娠 18~24 周超声应诊断的致死性畸形除严重的开放性脊柱裂外，还包括下列哪些畸形（　）。
A. 无脑儿
B. 无叶全前脑
C. 严重的脑膨出
D. 严重胸、腹壁缺损内脏外翻
E. 大的脐疝
F. 单腔心
G. 致死性软骨发育不全
H. 致死性成骨发育不全

（30~34 题共用题干）

患者，女性，22 岁。发热、呕吐、转

移性右下腹疼痛 1 天，右下腹麦氏点有明显压痛及反跳痛，WBC 12.9 $\times 10^{12}$/L。

30. 做急诊超声检查时，以下叙述正确的是（　）。
A. 需要和回盲部肿瘤和右附件疾病相鉴别
B. 受阑尾位置、形态、大小及肠管气体干扰，易出现假阴性
C. 高频探头较低频探头对阑尾的显像更理想
D. 梗阻和细菌感染是发病的重要因素
E. 病变周围不会出现积液
F. 不会出现肠管扩张

31. 可通过哪些周围结构的认读帮助寻找病变（　）。
A. 右侧卵巢
B. 盲肠
C. 膀胱
D. 腰大肌
E. 髂动、静脉
F. 右肾

32. 超声示右下腹可见一有盲端的低回声管状结构，管腔内出现密集点状弱回声，其他可能观察到的征象有（　）。
A. 阑尾壁少量血流信号
B. 阑尾周围炎
C. 肠间少量积脓
D. 右下腹多发淋巴结肿大
E. 阑尾腔内粪石回声
F. 右下腹肠管扩张

33. 若病变继续发展，可出现（　）。
A. 阑尾周围积液
B. 阑尾形态不规则
C. 阑尾与周围粘连
D. 阑尾腔内有气体回声
E. 肠间可见透声不好的液体
F. 阑尾区见包块回声

34. 该患者在急诊手术后高热不退，复查超声发现肝右叶肿大，内出现边界欠清的低回声，其内可见不规则液化坏死，膈肌与肝脏表面可见带状低-无回声，其内透声欠佳，可能的病变是（　）。
A. 肝脓肿
B. 肠梗阻
C. 膈下脓肿
D. 肝癌
E. 肝结核
F. 急性肝炎

（35~39 题共用题干）

患者，女性，42 岁。平素月经正常，近 1 年月经量增多，经期延长，申请超声检查。

35. 根据病史，引起上述症状的常见疾病有（　）。
A. 子宫肌瘤
B. 子宫腺肌症
C. 功能失调性子宫出血
D. 子宫内膜癌
E. 子宫内膜息肉
F. 宫颈癌
G. 宫腔内放置节育器
H. 葡萄胎

36. 超声检查发现该患子宫增大，轮廓尚规整，宫腔线前移，后壁壁间可见一 53mm × 47mm 边界清楚的低回声实质性占位，其周边可见环状血流信号，内部可见点、条状血流信号。其余肌层光点粗大，回声稍增强。根据以上超声表现，应该诊断为（　）。
A. 子宫腺肌病
B. 子宫腺肌瘤

C. 子宫壁间肌瘤
D. 子宫肉瘤
E. 子宫腺肌病合并子宫腺肌瘤
F. 子宫体癌

37. 若该患子宫后壁的实质性占位为腺肌瘤，其声像图特点是（　）。
A. 呈圆形或椭圆形
B. 边界清楚，无明显包膜
C. 病灶内呈不均质高回声
D. 边界不清楚，无明显包膜
E. 边界模糊，有假包膜
F. 病灶后方伴少许声衰减或呈栅栏状衰减回声
G. 病灶内部呈星点状、条状散在分布的血流信号

38. 子宫腺肌病的声像图特点是（　）。
A. 子宫增大，饱满、圆钝
B. 子宫内膜增厚
C. 子宫肌层光点回声粗糙
D. 增厚的后壁回声减弱而不均匀
E. 子宫肌壁间可见斑点状无回声区
F. 宫腔线前移，也可后移

39. 该患者手术后，病理诊断为子宫腺肌病合并子宫壁间肌瘤，子宫肌瘤应与哪些疾病鉴别（　）。
A. 子宫肥大症
B. 卵巢肿瘤
C. 盆腔炎性包块
D. 子宫畸形
E. 子宫腺肌病
F. 子宫内膜增生症

（40~45 题共用题干）

患者，男性，61 岁。患前列腺增生 4 年，近半年尿频明显，排尿困难，偶有尿流中断 1 个月，此次复查泌尿系超声，发现前列腺非均质性改变更加明显，并出现两个稍高回声结节，但未见明显血流信号。

40. 前列腺增生的超声图像需与以下哪些疾病进行鉴别（　）。
A. 前列腺炎
B. 前列腺癌
C. 前列腺纤维化
D. 膀胱肿瘤
E. 精囊炎
F. 直肠肿瘤

41. 前列腺增生可继发其他脏器发生改变，在声像图上可以观察到（　）。
A. 膀胱壁回声增厚，内壁增厚不光滑
B. 膀胱憩室形成
C. 膀胱残余尿量增多
D. 膀胱尿潴留
E. 双侧肾盂积水
F. 双侧输尿管积水

42. 此次复查泌尿系超声，前列腺内出现的两个稍高回声结节可能是（　）。
A. 前列腺结石
B. 前列腺囊肿
C. 前列腺增生结节
D. 前列腺脓肿
E. 前列腺癌
F. 前列腺纤维化

43. 对明确结节的性质最有价值的诊断方法是（　）。
A. 前列腺造影
B. 血清磷酸酶测定
C. CT 检查
D. MRI
E. 膀胱镜检查
F. 超声引导下前列腺穿刺活检

44. 前列腺超声检查的适应证包括（　）。
A. 有尿路刺激症状，或排尿困难、终末血尿
B. 会阴部坠胀不适，或有腹股沟区及外生殖器处隐痛
C. 直肠指诊前列腺增大
D. 前列腺肿瘤
E. 前列腺脓肿或囊肿
F. 血精

45. 有关前列腺大小与年龄的关系，叙述正确的是（　）。①随年龄增长，50 岁以后均有不同程度增大；②50～70 岁前列腺重量每 10 年约增加 1 倍；③随年龄增长，55 岁以后可出现不同程度增大；④60 岁以后前列腺重量每 5 年增加 0.75 倍。
A. ①②
B. ①④
C. ②③
D. ③④
E. ①③

参考答案

一、单选题

1. E	2. A	3. E	4. C	5. D	6. A	7. B	8. A	9. C	10. E
11. E	12. C	13. E	14. A	15. B	16. A	17. C	18. A	19. D	20. A
21. E	22. D	23. E	24. C	25. A	26. A	27. E	28. C	29. C	30. A
31. B	32. C	33. A	34. B	35. B					

二、多选题

1. ABCD	2. ABDE	3. ABDE	4. ABDE	5. ABDE
6. ABCE	7. ABCD	8. ABDE	9. CDE	10. ACE
11. ABCE	12. ABE	13. ACDE	14. ABCD	15. BCDE
16. AD	17. ABCD	18. ABCE	19. AB	20. ABCE

三、案例分析题

1. B	2. C	3. C	4. A	5. ACD
6. ADF	7. AD	8. A	9. ACDE	10. ACDF
11. CFG	12. AEG	13. ACDEFG	14. ABD	15. C
16. D	17. ABCDEF	18. ACDF	19. BDEF	20. C
21. ABCDEF	22. E	23. E	24. B	25. ABCF
26. ABDE	27. ADG	28. ABEG	29. ACDFG	30. ABCD
31. BDE	32. ABCDEF	33. ABCEF	34. AC	35. ABCEG
36. AC	37. ACDFG	38. ACDEF	39. ABCDEF	40. ABD
41. ABCDEF	42. CE	43. F	44. ABCDEF	45. A

高级卫生专业技术资格考试用书
超声医学模拟试卷（六）

中国协和医科大学出版社
北　京

模拟试卷（六）

一、单选题（以下每道考题有 5 个备选答案，请选择 1 个最佳答案）

1. 多普勒频移（　）。
   A. 在声强极高时较大
   B. 连续波多普勒最大
   C. 取决于所用探头阵元数
   D. 与反射体的速度成正比
   E. 在脉冲多普勒系统中较大

2. 以下哪种组织对超声传播阻碍最小（　）。
   A. 肝
   B. 脾
   C. 血液
   D. 肌肉
   E. 脂肪

3. 正常卵黄囊的超声测值是（　）。
   A. 2. 0mm×5. 6mm
   B. 5. 7mm×7. 8mm
   C. 7. 9mm×11mm
   D. 11mm×15mm
   E. 15mm×20mm

4. 超声波在人体组织传播过程中衰减与以下哪项无关（　）。
   A. 超声波被介质散射
   B. 声能转换成热能被吸收
   C. 声束在传播中逐渐扩散
   D. 运动目标使超声波产生频移
   E. 超声波被不同声阻抗界面反射

5. 在心动周期中，等容收缩期是指（　）。
   A. 左心室被缓慢充盈的时间
   B. 左心室被快速充盈的时间
   C. 二尖瓣关闭到主动脉瓣开放的时间
   D. 左心室血液快速射入主动脉的时间
   E. 肺动脉被右心室血液充盈的时间

6. 移植肾发生急性排斥反应最明显的征象是（　）。
   A. 移植肾出现肾积水
   B. 移植肾体积迅速缩小
   C. 移植肾体积迅速增大
   D. 移植肾周围出现积液
   E. 移植肾体积无明显变化

7. 二尖瓣轻度狭窄，其瓣口面积应为（　）。
   A. $<1.0cm^2$
   B. $1.0\sim1.5cm^2$
   C. $1.5\sim2.0cm^2$
   D. $2.0\sim2.5cm^2$
   E. $>2.5cm^2$

8. 最适宜超声检测腹主动脉周围淋巴结的体位是（　）。
   A. 坐位
   B. 仰卧位
   C. 俯卧位
   D. 左侧卧位
   E. 右侧卧位

9. 海绵状血管瘤声像图不表现为（　）。
   A. 强回声病灶
   B. 低回声病灶
   C. 周边有晕征
   D. 病灶轮廓清晰

E. 表面欠平整，边界有毛刺

10. 正常眼动脉的多普勒血流频谱形态是（ ）。
A. 高阻力频谱
B. 低阻力频谱
C. 三相血流频谱
D. 宽频毛刺样频谱
E. 三峰双谷血流频谱

11. 三尖瓣闭锁一般不会引起以下哪种改变（ ）。
A. 房间隔缺损
B. 右心室增大
C. 室间隔缺损
D. 右心室发育不良
E. 三尖瓣口未探及明确的前向血流

12. 游走肾与异位肾的不同之处是（ ）。
A. 肾脏血流减少
B. 可以还纳到原位
C. 一侧肾区探查不到肾脏回声
D. 易被当成腹腔肿物，需与胃肠道肿瘤等相鉴别
E. 它具有类似肾的结构

13. 颈内动脉第一分支血管为（ ）。
A. 眼动脉
B. 睫状前动脉
C. 睫状后短动脉
D. 睫状后长动脉
E. 视网膜中央动脉

14. 室壁运动记分指数（WMSI）是多少时表示室壁运动减弱（ ）。
A. ≤1
B. 1
C. 2
D. 接近0
E. 负数

15. 心脏肿瘤中最常见的是（ ）。
A. 黏液瘤
B. 畸胎瘤
C. 横纹肌瘤
D. 间叶细胞瘤
E. 心包囊肿

16. 正常成人心排出量的正常值范围为（ ）。
A. 3~4L/min
B. 4~6L/min
C. 3.5~8L/min
D. 5L/min
E. 6~9L/min

17. 肾肿瘤 CDFI 特点是（ ）。
A. 丰富血流型
B. 星点状血流型
C. 抱球血流型
D. 少血流型
E. 以上均是

18. 胆囊窝中点到第二肝门处下腔静脉左壁的连线将肝脏分为哪两叶（ ）。
A. 左叶、右叶
B. 右前叶、右后叶
C. 左内叶、右外叶
D. 尾叶、方叶
E. 以上都不是

19. 关于组织多普勒速度图，下列叙述正确的是（ ）。
A. 是将固定部位心肌组织活动的速度信息进行编码
B. 是最常用的组织多普勒成像显示模式
C. 速度图不可用频谱多普勒表示

D. 速度图不可检测心肌各层的运动速度和方向以及跨壁速度梯度
E. 红、黄色表示组织背离探头运动速度的高低

20. 与频谱多普勒相比，彩色多普勒血流显像的优点是（　）。
A. 显示血流速度的范围
B. 显示高速血流时无混叠
C. 计算流速更准确
D. 可显示血流空间分布情况
E. 定量计算血流容积

21. 检查肺动脉狭窄的高速射流用彩色多普勒血流成像的哪种显示方式（　）。
A. 方差显示
B. 速度显示
C. 能量显示
D. 速度能量显示
E. 高脉冲重复频率显示

22. 右肝肋缘下向上扫查时常可见到镜面伪像，以下叙述哪项是错误的（　）。
A. 正常肝脏：膈下为肝脏实像，膈上为肝脏伪像
B. 肝内肿瘤：膈下、膈上各有一个对称的肿瘤，前者为实像，后者是伪像
C. 肝内囊肿：膈下、膈上各有一个对称性肿瘤，前者为实像，后者是伪像
D. 右侧胸腔积液时，以上镜面伪像更明显
E. 右侧胸腔积液时，以上镜面伪像消失

23. 下肢深静脉血栓的危险因素不包括（　）。
A. 凝血异常
B. 败血症
C. 恶性肿瘤
D. 手术和外伤
E. 长期大量体力劳动

24. 关于血栓闭塞性脉管炎，以下叙述错误的是（　）。
A. 发生于膝、肘关节近端
B. 晚期动、静脉周围显著纤维化，伴侧支循环形成
C. 主要病理改变是非化脓性全层血管炎症、增厚
D. 病变早期有动脉内膜增厚，伴管腔内血栓形成
E. 是外周中、小型动脉的节段性、非化脓性、全层炎症性疾病

25. 正常肢体动脉的血流频谱型态是（　）。
A. 宽频三峰递减型
B. 低阻力型
C. 高阻力型
D. 三相
E. 收缩期双峰、舒张期三峰

26. 关于颈动脉的超声表现，叙述错误的是（　）。
A. 颈内动脉闭塞后，颈外动脉血流呈“颈内动脉化”特征
B. 颈外动脉自颈总动脉分出后即可观察到多个分支
C. 球部以远的颈内动脉彩色血流成像显示低速涡流“红蓝”相间的血流信号
D. 颞浅动脉敲击试验震颤性血流频谱是颈内外动脉鉴别要点之一
E. 正常颈动脉阻力变化为：颈内动脉 < 颈总动脉 < 颈外动脉

27. 附睾结核慢性期的超声表现为（　）。
A. 病灶多呈不均匀高回声，可见钙化灶
B. 病灶呈低回声，境界不清晰
C. 病灶弥散于整个附睾
D. 病灶内可见含细点状回声的液性区
E. 病灶内血供丰富

28. 患者胃切除术后6天，超声示胆囊增大，壁稍厚，胆囊内充满点状稍高回声，胆囊区无压痛，超声诊断为（　）。
A. 胆囊充满型结石
B. 急性胆囊炎
C. 胆囊积血
D. 胆汁淤积
E. 胆囊积脓

29. 如图所示，基线下方三尖瓣口收缩期反流的频谱速度为3.1m/s，提示肺动脉高压程度为（　）。

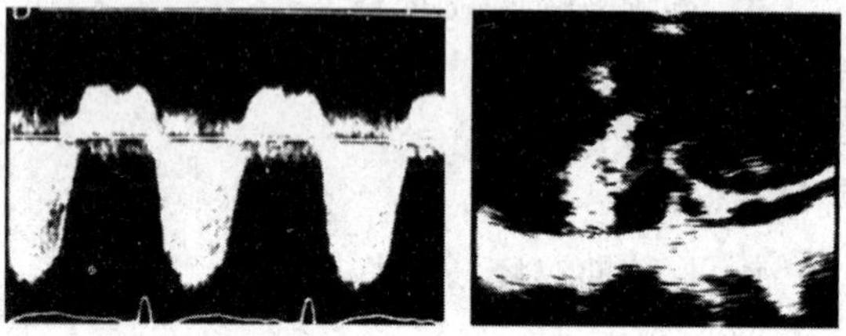

A. 轻度
B. 中度
C. 重度
D. 轻微
E. 无

30. 胆囊窝处探及弧形强回声带，后伴干净的宽声影，未显示胆囊的液性暗腔，最可能的诊断是（　）。
A. 胆囊壁钙化
B. 胆囊腺肌症
C. 厚壁型胆囊癌
D. 胆囊充满型结石
E. 胆囊息肉样病变伴钙盐沉积

31. 高血压患者突然出现剧烈胸痛，一般不会出现（　）。
A. 不稳定型心绞痛
B. 急性心肌梗死
C. 主动脉夹层动脉瘤
D. 急性化脓性心包炎
E. 冠心病心肌梗死

32. 患者，男性，42岁。乙肝病史十余年，超声显示肝实质回声增强，光点粗大，右叶近边缘处实质内有一0.8cm×0.9cm大小的强回声结节，无晕征，无明显包膜，无对周围血管挤压等肿瘤效应，最可能的诊断是（　）。
A. 小肝癌
B. 肝腺瘤
C. 肝血管瘤
D. 肝硬化结节
E. 肝内局限性脂肪沉积

33. 患者，男性，35岁。无自觉症状。体检时超声所见：左肾大小、形态正常，下极实质显示一边界清楚、薄壁、圆形的无回声区，后方回声增强，其余肾实质回声正常。该患者可诊断为（　）。
A. 肾癌
B. 肾囊肿
C. 多囊肾
D. 肾结核
E. 肾错构瘤

34. 患者，女性，54岁。无明显不适。体检时超声发现：右肾明显缩小，外形不规则，表面呈弧形钙化，后方伴声影，肾内结构无法显示，彩色多普勒血流显像未见明显血流信号。该患者可诊断为（　）。
A. 海绵肾
B. 肾结核

C. 肾结石
D. 肾肿瘤
E. 肾发育不全

35. 患者，男性，43 岁。因左上腹及锁骨上淋巴结肿大就诊，经淋巴结活检确诊为非霍奇金淋巴瘤，超声见脾脏增大，内可见小而弥漫的低回声小结节，最可能的诊断是（ ）。
A. 脾梗死
B. 脾错构瘤
C. 脾血管瘤
D. 脾脏恶性淋巴瘤
E. 脾血管内皮肉瘤

二、多选题（以下每道考题有 5 个备选答案，每题至少有 2 个正确答案）

1. 关于先天性胆管囊状扩张症，以下叙述正确的是（ ）。
A. 肝内、外胆管可同时囊状扩张
B. 按发生部位不同可分为 3 种
C. 肝外胆管囊状扩张称为 Caroli 病
D. 为胆管壁先天性薄弱所致
E. 腹部包块、腹痛、黄疸为主要临床症状

2. 以下符合多发性肾囊肿特点的是（ ）。
A. 受累肾脏单侧居多
B. 肾脏局部增大
C. 肾脏轮廓清晰、光滑
D. 囊肿以外的肾结构正常或局部受压变形
E. 有明显的家族遗传史

3. 以下关于死胎的临床及超声表现，叙述正确的是（ ）。
A. 超声检查是诊断死胎最常用、最简便、最准确的方法
B. 随胎儿死亡时间的推移，羊水量逐渐增多
C. 脐带异常如脐带脱垂、缠绕、打结等是引起死胎最常见的原因
D. 超声显示无胎心搏动、无胎体胎肢活动
E. 胎儿死亡 1 周左右时，可出现胎头变形、皮肤水肿等改变

4. 化脓性胆囊炎的声像图特点包括（ ）。
A. 胆囊肿大，轮廓线模糊
B. 胆囊壁弥漫性增厚，形成双边征
C. 多伴胆囊结石，并可嵌顿于胆囊颈部
D. 胆汁透声良好
E. 探头通过胆囊体表区域时有明显触痛反应

5. 室间隔缺损的血流动力学改变包括（ ）。
A. 左心房、左心室扩大
B. 二尖瓣开放幅度增大
C. 肺动脉增宽
D. 左心室后壁运动幅度增大
E. 左心室壁明显增厚

6. 关于聚焦声束与非聚焦声束，叙述正确的是（ ）。
A. 聚焦区超声束会出现变细现象
B. 聚焦后其近场区声能分布变得均匀一致
C. 远场区非聚焦部分分散现象依然存在
D. 聚焦可减少远场声束扩散
E. 聚焦可改善图像的横向或侧向分辨力

7. 关于黄素囊肿，叙述正确的是（ ）。
A. 常与妊娠滋养细胞疾病并发

B. 囊肿大小不一，分隔粗细不等
C. 卵巢内呈多房性囊肿样改变
D. 常为双侧性，也可单侧发生
E. 与绒毛膜促性腺激素过度刺激有关

8. 超声造影剂的相关应用有（　）。
A. 经外周静脉注入造影剂到达心脏、腹部、盆腔脏器、小器官、外周血管
B. 经外周静脉进入冠状动脉行心肌造影
C. 心脏超声造影分为右心造影（微气泡直径 >10μm）和左心造影（微气泡直径 >8μm）
D. 右心造影从外周静脉注入造影剂后，经腔静脉→右心房→右心室→肺静脉→肺
E. 左心造影的重点是左心腔及心肌造影，其临床意义大于右心造影

9. 超声检查软组织肿块时，观察的主要内容是（　）。
A. 包膜是否完整
B. 内部回声是否均质
C. 生长方式和速度
D. 血流多寡及类型
E. 肿块定性诊断

10. 附睾炎在不同阶段有不同的声像图表现，正确的是（　）。
A. 急性期附睾增大
B. 附睾显示中等不均回声
C. 化脓时附睾出现无回声区
D. 如有钙化，出现后方声影
E. 血流信号明显增多

11. 乳腺良、恶性病变的超声鉴别点是（　）。
A. 边界是否光滑、完整
B. 病变大小
C. 后方回声是否衰减
D. 纵径/横径是否 >1
E. 腋窝淋巴结是否肿大

12. 亚急性甲状腺炎的临床及超声特征是（　）。
A. 内有多个结节
B. 白细胞计数增高、咽痛、低热
C. 甲状腺弥漫性中度增大
D. CDFI 血流丛不丰富
E. 有上呼吸道感染史

13. 以下属于死胎声像图表现的是（　）。
A. 胎儿各生长参数小于孕周预计值
B. 胎心搏动、胎动均消失
C. 胎儿颅骨变形，颅缝重叠
D. 胎儿全身水肿，皮肤呈双层改变
E. 内脏结构紊乱

14. 有关多胎妊娠的超声和临床表现，以下叙述正确的是（　）。
A. 双胎多见
B. 早产发生率高
C. 围生期病死率高
D. 孕妇并发症多
E. 难以在早孕期显示

15. 关于子宫内膜息肉，以下叙述正确的有（　）。
A. 声像图多表现宫腔单发或多发局限性中高回声
B. 可致内膜基底线变形或中断
C. 多数病例可在息肉蒂部显示点状或短条状血流信号
D. 息肉蒂部内膜基底层完整，与肌层分界清晰
E. 绝经后患者内膜息肉易发生囊性变

16. 关于残角子宫妊娠声像图的特点，叙述正确的是（　）。
A. 子宫略饱满，内膜较厚
B. 宫旁见一圆形囊肿，囊液清亮
C. 子宫旁见一圆形囊性包块，内含胚胎
D. 包块与子宫以一蒂相连
E. 子宫旁见一实性长圆肿块

17. 急性阑尾炎的超声特点是（　）。
A. 阑尾的内径多 <0.4cm
B. 增粗的阑尾呈带状低回声
C. 异常阑尾周围有局限性积液
D. 扩张的阑尾腔内显示积液
E. 病变的阑尾壁多无异常改变

18. 浸润型胃肠癌的特征是（　）。
A. 胃肠壁弥漫性显著增厚
B. 胃肠壁局限性结节状肿块
C. 弥漫增厚的胃肠壁呈“假肾征”
D. 胃肠蠕动减弱
E. 中央区强回声偏移

19. 胃肠道穿孔的常见超声表现有（　）。
A. 膈下固定的气体样强回声
B. 膈下游离的气体样强回声
C. 腹前壁游离的气体样强回声
D. 膈下局限性积液
E. 腹水

20. 超声可探测到，在尿路造影术或 X 线平片中看不到的肾结石是（　）。
A. 草酸钙结石
B. 磷酸盐结石
C. 胱氨酸结石
D. 尿酸结石
E. 黄嘌呤结石

三、案例分析题（每个案例至少有 3 个提问，每个提问有多个备选答案，其中正确答案有 1 个或几个）

（1~3 题共用题干）

患者，女性，48 岁。风湿性左房室瓣狭窄行球囊扩张术后 5 年，渐进性活动后胸闷、气短 3 个月。心脏超声：左房室瓣中度狭窄并重度关闭不全。

1. 以下左房室瓣开口间距和开放面积均符合超声诊断的是（　）。
A. 开口间距 0.7cm，开放面积 1.0cm^2
B. 开口间距 1.0cm，开放面积 1.3cm^2
C. 开口间距 1.2cm，开放面积 1.6cm^2
D. 开口间距 1.3cm，开放面积 1.8cm^2
E. 开口间距 1.5cm，开放面积 2.0cm^2

2. 该患者的超声表现中不会出现的现象是（　）。
A. 左心增大
B. 左心房内云雾影
C. 左房室瓣增厚，回声增强，开放，呈穹隆状
D. 左房室瓣闭合时可见缝隙
E. 肺静脉增宽

3. 观察左房室瓣血流时，彩色多普勒血流显像的彩色图应选择的模式是（　）。
A. 两色彩色图
B. 高速度标尺的彩色图
C. 用零位基线移动只显示一种彩色的彩色图
D. 低速度标尺的彩色图
E. 红、黄、绿三色彩色图

（4~6 题共用题干）

患者，女性，43 岁。月经规律，因腹部胀痛、消瘦就诊。超声显示：子宫未见异

常，左右卵巢可见大小分别为 68mm × 51mm、57mm × 43mm 呈椭圆形、边界清楚、被膜完整、高低回声不均匀的实质性肿块，肿块内有不规则无回声区，腹水中等量，并于上腹部胃区可见“假肾状”回声。

4. 根据病史及超声所见，最可能的诊断为（　）。
   A. 卵巢纤维瘤
   B. 卵巢颗粒细胞瘤
   C. 卵巢无性细胞瘤
   D. 卵巢库肯勃瘤
   E. 卵巢未成熟型畸胎瘤

5. 如果胃区未发现“假肾状”回声，应重点扫查的部位哪项除外（　）。
   A. 回盲部
   B. 乳腺
   C. 直肠
   D. 结肠
   E. 肝脏

6. 不易引起腹水的卵巢肿瘤是（　）。
   A. 黏液性囊腺癌
   B. 浆液性囊腺癌
   C. 卵巢囊性畸胎瘤
   D. 卵巢纤维瘤
   E. 卵巢转移癌

（7~11 题共用题干）

患者，男性，45 岁。乙肝病史 10 年，右上腹不适，ALT、AFP 正常。临床申请腹部超声检查。

7. 超声应重点检查哪些脏器（　）。
   A. 胰
   B. 肝
   C. 胆囊
   D. 肾
   E. 脾
   F. 前列腺

8. 超声所见：肝脏右叶萎缩，左叶代偿性增大，肝被膜不光滑，实质回声增强、增粗、不均质，可见局限性回声增强区，肝静脉细窄，胆囊壁增厚 5mm，胆囊侧壁可见 3mm、4mm 等回声赘生物，脾脏厚径 47mm。可能的诊断是（　）。
   A. 慢性胰腺炎
   B. 肝硬化
   C. 重症肝炎
   D. 胆囊息肉
   E. 慢性胆囊炎
   F. 脾大

9. 近半年患者体重下降明显，复查肝脏超声可见肝右叶纹理结构紊乱，回声不均，门静脉右支充满稍高实性回声，门静脉可能形成了（　）。
   A. 血栓
   B. 静脉瘤
   C. 血管瘤
   D. 癌栓
   E. 静脉瘘
   F. 静脉扩张

10. 应排除哪种疾病（　）。
    A. 结节型肝癌
    B. 弥漫型肝癌
    C. 肝转移癌
    D. 门静脉海绵样变性
    E. 巨块型肝癌
    F. 门静脉高压

11. 鉴别门静脉血栓和癌栓应重点观察下列哪项（　）。
    A. 门静脉管壁是否规整
    B. 栓子内是否有搏动性血流

C. 门静脉管壁是否清晰
D. 是否有门静脉高压
E. 门静脉管壁是否残缺
F. 门静脉管壁是否破坏

(12~16 题共用题干)

患者，女性，39 岁。因反复发作性腹痛、上腹部扪及肿块、皮肤轻度黄染来做超声检查，于右上腹部可见一 9cm × 6cm 囊性肿块，边界清晰，其内透声良好。

12. 若拟诊为胰腺假性囊肿，诊断依据包括（　）。
A. 囊肿内壁可见乳头状结构
B. 与胰腺局部关系密切，压迫周围脏器
C. 可伴有多囊肝和多囊肾改变
D. 囊肿可呈分叶状，其内可见分隔
E. 可有胰腺炎或胰腺外伤病史
F. 胆总管未见明显扩张

13. 若仔细扫查发现该囊肿呈纺锤形，并与近端肝管相连，囊内可见强回声光斑，胆囊被推移至囊肿与腹前壁之间，肝内胆管内径为 3mm，最可能的超声诊断应该是（　）。
A. 胰腺假性囊肿
B. 胆总管结石
C. 胆总管肿瘤
D. 先天性胆总管囊状扩张症
E. 胆囊憩室
F. 肝内胆管囊状扩张症

14. 影像学检查需要与之鉴别的疾病有（　）。
A. 肝门部肝囊肿
B. 小网膜囊肿
C. 胆囊管囊状扩张
D. 先天性双胆囊
E. 网膜囊积液
F. 多囊肝

15. 依发生部位不同，此病的分型包括（　）。
A. Caroli 病
B. 肝内外胆管囊状扩张症
C. 胆囊管囊状扩张
D. 壶腹部囊肿
E. 先天性胆总管囊状扩张症
F. 胰头囊肿

16. 在超声影像上，该病和胆总管下段梗阻所致胆道扩张的鉴别要点在于前者（　）。
A. 胆囊多被推移至囊肿与腹前壁之间
B. 与之相连的胆管无明显扩张
C. 正常与异常胆道分界鲜明
D. 肝内胆管可呈树枝状扩张
E. 局部扩张的部位多呈椭圆形或纺锤形
F. 壶腹部可见实性肿块

(17~21 题共用题干)

患者风湿性二尖瓣狭窄球囊扩张术后，于清晨起床时突然出现左下肢剧烈疼痛，不能站立行走。

17. 临床初步诊断（　）。
A. 下肢静脉血栓形成
B. 下肢动脉栓塞
C. 肺动脉栓塞
D. 病理性骨折
E. 脉管炎

18. 该患者还可能发生的栓塞是（　）。
A. 颈动脉栓塞
B. 大脑中动脉栓塞
C. 肾动脉栓塞
D. 肠系膜上动脉栓塞
E. 腹腔干栓塞

19. 若需要进一步检查，首选的项目是

(　)。

A. 超声
B. 磁共振
C. DSA
D. X 线
E. CT

20. 若超声诊断为右股动脉栓塞，需要明确诊断还要进行哪项检查（　）。

A. 超声
B. 血管磁共振
C. DSA
D. X 线
E. CT

21. 若该患者心功能良好，可以采用的最佳治疗方法是（　）。

A. 溶栓治疗
B. 血管外科手术
C. 介入性治疗
D. 对症治疗
E. 以上都可以

（22~26 题共用题干）

患者，男性，38 岁。3 小时前无明显诱因突发上腹痛，伴恶心呕吐，既往有饮酒史。查体：急性面容，脸色苍白，血压 80/60mmHg，体温 38.5℃，腹胀，腹肌紧张，有压痛和反跳痛，移动性浊音（–），血、尿淀粉酶明显升高。

22. 该患者最有可能的疾病是（　）。

A. 急性胆囊炎
B. 慢性胆囊炎
C. 急性胰腺炎
D. 慢性胰腺炎
E. 急性胃炎
F. 急性膀胱炎

23. 该患者还应该急做哪些检查（　）。

A. 超声
B. 骨穿
C. 血常规
D. 增强 CT
E. 甲胎蛋白
F. 腹穿

24. 该患者超声诊断为水肿型急性胰腺炎，其超声影像表现为（　）。

A. 胰腺弥漫性肿大
B. 胰腺实质回声增强
C. 胰腺萎缩
D. 胰腺后方脾静脉和门静脉难以显示
E. 胰腺轮廓清楚
F. 脾大
G. 胰腺实质回声减弱

25. 该患者经治疗后病情未见明显减轻，且出现休克。超声检查发现腹胀明显，胰腺显示不清，后腹膜出现透声不良的液性回声，且有腹水和胸腔积液。该患者最有可能转为（　）。

A. 胰腺结石
B. 胰腺癌
C. 肺炎
D. 腹腔结核
E. 出血坏死型胰腺炎
F. 急性肾炎

26. 该患者于治疗后 1 个月复查超声，发现出现胰腺假性囊肿，其超声诊断标准为（　）。

A. 胰腺部位或附近出现圆形、椭圆形液性无回声区
B. 胰管扩张 >8mm
C. 囊肿壁厚 >1mm
D. 囊肿可单发也可多发或有分隔

E. 囊肿合并出血感染时，囊内可出现回声或有沉积物

F. 囊肿巨大时可挤压周围组织，使其受压移位

（27～30 题共用题干）

患儿，5 岁。主诉呼吸困难。查体：发绀，杵状指。X 线示右心肥厚，肺血减少。超声心动图表现为主动脉前壁与室间隔连续中断，两个残端不在一个平面上，形成主动脉骑跨，可见五色花彩血流束起自肺动脉瓣口处。

27. 该患儿最可能诊断为（　）。

A. 法洛四联症

B. 法洛三联症

C. 室间隔缺损

D. 埃布斯坦畸形

E. 法洛五联症

28. 肺动脉不可能出现哪项改变（　）。

A. 肺动脉瓣狭窄

B. 肺动脉瓣上狭窄

C. 肺动脉瓣下狭窄

D. 肺动脉狭窄后扩张

E. 肺动脉高压

29. 彩色多普勒血流不可能出现的改变为（　）。

A. 左室长轴切面：于收缩期可见一束红色血流信号，由左室流出道进入主动脉，同时可见一束蓝色的血流信号由右室侧经过室间隔缺损处进入主动脉

B. 五腔心切面：见收缩期左、右心室两股红色血流共同汇入主动脉

C. 大动脉短轴切面：可见右室流出道内五色花彩血流束射向肺动脉

D. 当右室流出道狭窄严重，肺动脉内血流较少，甚至无血流显示

E. 当无右室流出道狭窄，仅有肺动脉瓣狭窄时，可见五色花彩血流束起自肺动脉瓣口处

30. 与之相鉴别的先心病有（　）。

A. 永存动脉干

B. 大动脉转位

C. 肺动脉闭锁

D. 房间隔缺损

E. 右室双出口

（31～34 题共用题干）

患者，女性，60 岁。患结节性甲状腺肿多年，近 2 周右侧叶一结节明显增大，质硬，内有砂粒样钙化点，同侧颈淋巴结肿大。

31. 首先考虑的是（　）。

A. 结节囊性变

B. 结节继续增大

C. 结节腺瘤样变

D. 结节癌变

E. 结节钙化

32. 超声检查甲状腺最佳的探头频率是（　）。

A. 1.5MHz

B. 2.5MHz

C. 3.5MHz

D. 4.5MHz

E. 7.5MHz

33. 若进行彩色多普勒血流检查，此病一般表现为（　）。

A. 血流丰富，RI＜0.4

B. 血流丰富，RI＜0.7

C. 血流不丰富，RI＞0.7

D. 血流不丰富，RI＞0.4

E. 血流丰富，RI > 0.7

34. 若超声显示甲状腺与颈前肌界限不清，此种情况最常见于下列哪种甲状腺疾病（　）。
A. 甲状腺腺瘤
B. 结节性甲状腺肿
C. 单纯性甲状腺肿
D. 亚急性甲状腺炎
E. 甲状腺囊肿

（35 ~ 37 题共用题干）

患者，男性，57 岁。心悸，乏力，心前压疼痛，心电图示前间壁心肌梗死。

35. 超声心动图诊断冠心病的主要依据是（　）。
A. 左室增大
B. 左室壁节段性运动异常
C. 左室壁弥漫性运动异常
D. 二尖瓣反流
E. 冠状动脉狭窄

36. 其超声心动图表现不包括（　）。
A. 梗死区外膨
B. 梗死区变薄
C. 室壁运动节段性减弱
D. 室壁运动不协调
E. 室壁运动弥漫性减弱

37. 若发生室间隔穿孔，表现为（　）。
A. 常发生在室间隔膜部
B. 常发生在室间隔肌部
C. 穿孔口径较大
D. 穿孔处可见舒张期过隔血流
E. 室水平双向分流

（38 ~ 40 题共用题干）

患儿，男性，生后 5 周。呕吐频繁，进食后明显。查体见患儿消瘦，右上腹可扪及橄榄形肿块。

38. 关于其声像图的表现，下列叙述不正确的是（　）。
A. 幽门壁全周性增厚，范围较局限
B. 病变长度 2.0 ~ 2.5cm，壁厚 4 ~ 8mm
C. 胃腔内可见大量潴留物，胃壁偶见逆蠕动
D. 胃幽门管狭窄变形，内膜面不平整
E. 病变短轴呈“靶环征”，长轴呈“子宫颈征”

39. 下列哪项检查有助于初步诊断（　）。
A. 肠镜
B. CT
C. 超声
D. 磁共振
E. X 线

40. 该患儿最可能的疾病是（　）。
A. 先天肥厚性幽门狭窄
B. 胃幽门部实性肿块
C. 胃扭转
D. 贲门失弛缓症
E. 急性胃扩张

（41 ~ 45 题共用题干）

患者，32 岁。车祸后 3 小时，左侧肋骨骨折，血压正常。超声检查所见：腹腔未见明显液性暗区。肝实质回声稍粗糙，胰腺未见明显异常，脾脏被膜下有少量不规则片状液性暗区，相邻脾实质可见局限性弱回声区，范围约 21mm × 24mm。

41. 该患者最可能的诊断是（　）。
A. 肝挫裂伤
B. 脾破裂
C. 肺损伤

D. 胃破裂
E. 肠破裂

42. 首选的治疗方案是（　）。
A. 剖腹探查
B. 脾修补
C. 脾栓塞
D. 密切观察，采取非手术治疗
E. 不能采取非手术治疗

43. 3天后由于用力过度，患者突然出现左上腹部剧烈疼痛，很可能发生了（　）。
A. 迟发性脾破裂
B. 肝破裂
C. 肺损伤
D. 胃破裂
E. 肠破裂

44. 该患者急行超声检查可见：腹腔大量液性暗区，脾周片状液性暗区，肝肾间隙条状液性暗区，盆腔片状液性暗区，脾被膜连续中断，此时可诊断为（　）。
A. 真性脾破裂
B. 中央破裂
C. 被膜下血肿
D. 被膜下血肿合并中央破裂
E. 边缘破裂

45. 以下叙述错误的是（　）。
A. 真性脾破裂表现为脾脏轮廓线中断
B. 脾实质内可见不规则液性暗区
C. 腹腔内可见液体
D. 脾实质内可见形态规则的稍高回声区
E. 脾被膜下可见扁平状或不规则性无回声区

参考答案

一、单选题

1. D	2. C	3. A	4. D	5. C	6. C	7. C	8. B	9. C	10. E
11. B	12. B	13. A	14. C	15. A	16. B	17. E	18. A	19. A	20. D
21. A	22. D	23. E	24. A	25. D	26. C	27. C	28. D	29. A	30. D
31. D	32. D	33. B	34. B	35. D					

二、多选题

1. ABDE	2. ABCD	3. ACDE	4. ABCE	5. ABCD
6. ACDE	7. ACDE	8. ABE	9. ABCD	10. ABCD
11. ACDE	12. BCE	13. ABCD	14. ABCD	15. ACDE
16. ACD	17. BCD	18. AC	19. BCE	20. CE

三、案例分析题

1. B	2. B	3. E	4. D	5. E
6. C	7. BCE	8. BDEF	9. AD	10. B
11. ABCEF	12. BDEF	13. D	14. ABCDEF	15. ABE
16. ABCE	17. B	18. CDE	19. B	20. BC
21. BC	22. C	23. AC	24. ADEG	25. E
26. ACDEF	27. A	28. E	29. B	30. D
31. D	32. E	33. E	34. D	35. B
36. E	37. B	38. D	39. C	40. A
41. B	42. D	43. A	44. A	45. D